Marcel Lukask

DIE 30-TAGE-GESUNDHEITSBIBEL

Wissen als deine stärkste Medizin –
Entgiften, entspannen, entfalten – Bewährte Methoden
und Techniken, um deine Leber zu entlasten

EULOGIA
VERLAG

Bibliografische Information der Deutschen Nationalbibliothek.

Die Deutsche Nationalbibliothek verzeichnet diese Publikation in der Deutschen Nationalbibliografie; detaillierte bibliografische Daten sind im Internet über http://dnb.dnb.de abrufbar.

Für Fragen und Anregungen:
info@eulogiaverlag.de

ISBN Paperback: 978-3-96967-677-6
ISBN E-Book: 978-3-96967-678-3

Originale Erstausgabe 2025

Eulogia Verlags GmbH
Gerhofstraße 1–3
20354 Hamburg

Satz und Layout: Tomasz Dębowski
Umschlaggestaltung: Aleksandar Petrović

Inhaltsverzeichnis

WOCHE 3

Lebensstil als Medizin
– Deine Gewohnheiten erschaffen deine Zukunft

WOCHE 4

Die Rückkehr in deine Kraft
– Die wahre Veränderung beginnt jetzt

Disclaimer

Dieses Buch gibt persönliche Erfahrungen, Sichtweisen und Erkenntnisse des Autors wieder. Es handelt sich nicht um einen medizinischen Ratgeber und es kann sowie soll keine ärztliche Beratung oder Behandlung ersetzen. Die hier dargestellten Inhalte, Rezepte und Hinweise sind weder medizinische noch psychologische Therapien und beinhalten keinerlei Heilversprechen. Ein Arzt- oder Praxisbesuch sowie ein beratendes Gespräch mit einer Ärztin oder einem Arzt werden dadurch nicht ersetzt. Autor und Verlag übernehmen keine Haftung für Schäden oder Nachteile, gleich welcher Art, die direkt oder indirekt aus der Anwendung, Umsetzung oder Nutzung der in diesem Buch enthaltenen Informationen entstehen. Bei gesundheitlichen Fragen oder Unsicherheiten sollten Sie stets ärztlichen Rat einholen.

In wahrer Liebe für Jonna, Lillemor, Melia, Bela und Ruben.
Ihr seid mein Zuhause.

Jonna, in dir habe ich nicht nur meine Frau gefunden,
sondern meine beste Freundin
und meine größte Liebe.

Für dich, der dieses Buch gewählt hat

Dieses Buch ist für Menschen, die gesund werden wollen. Die verstehen möchten, was ihr Körper braucht. Die sich nach einem Leben sehnen, das sich wieder nach Leben anfühlt.

Mit allem, was ich in dieses Buch gelegt habe, möchte ich dich unterstützen. Es ist mein Beitrag, damit du deinen eigenen Weg zurück zur Gesundheit gehen kannst. Mit mehr Wissen, mehr Vertrauen und einer echten Verbindung zu dir selbst.

Danke, dass du dich darauf einlässt. Danke für dein Vertrauen.
Marcel

Vorwort

Ich habe dieses Buch nicht geschrieben, weil ich alles weiß. Ich habe es geschrieben, weil ich selbst lange auf der Suche war. Weil ich mich irgendwann fragen musste: Warum bin ich krank, obwohl ich jung bin, mich bewege, Sport mache, mich nicht schlecht ernähre? Warum beginnt ein Körper zu leiden, obwohl er doch funktionieren sollte? Diese Fragen kamen nicht plötzlich. Sie kamen still und fast unbemerkt.

Erst war es nur ein leichtes Übergewicht in meiner Jugend. Meine Freunde nannten mich daraufhin immer liebevoll „Dicker". Es war nie böse gemeint, aber ich spürte, dass irgendetwas nicht mit mir stimmte. Nicht, weil ich nicht richtig war, sondern weil ich mich innerlich nicht wohlfühlte. Ich versuchte es wegzulächeln. Doch es blieb. Dann kamen die Nächte, in denen ich nicht schlafen konnte. Herzrhythmusstörungen raubten mir die Ruhe. Mein Herz schlug anders, ich konnte es fühlen. Und mit jeder Nacht nahm die Angst zu. Immer wieder diese lähmende Vorstellung: Wenn du jetzt die Augen schließt, wachst du morgen vielleicht nicht mehr auf.

Als ich später mein Blut untersuchen ließ, war der Cholesterinwert deutlich erhöht. Die Diagnose belief sich dann auf „genetisch bedingt". Und zusätzlich noch eine beginnende Fettleber. Ich war Anfang zwanzig, sportlich, aktiv – und trotzdem krank. Niemand konnte mir sagen, warum, und keiner fragte nach. Es folgten Empfehlungen, Erklärungen, gut gemeinte Ratschläge. Meistens nur mit dem Hinweis auf Medikamente. Aber keine Antwort, die sich richtig anfühlte.

Und dann kam die Gürtelrose. So plötzlich und unerwartet. Und sie traf mich mit voller Wucht. Physisch war es ein einziger Schmerz. Ein Dauerbrennen, das einen zermürbt. Ich konnte kaum schlafen, kaum denken, kaum funktionieren. Mental war ich dem Zusammenbruch nahe. Ich war am Boden. Absolut erschöpft und innerlich leer. Ich fühlte mich total ausgeliefert. Enttäuscht von mir selbst und vor allem von einem System, das keine echten Antworten bot. Ich hatte alles getan, was man tun sollte. Ich hatte mich an Regeln gehalten, auf meine Ernährung geachtet, mich bewegt. Und doch lag ich da mit diesem brennenden Schmerz, völlig zerschlagen. Ich begann, alles zu hinterfragen. Die Medizin. Die Alternativmedizin. Die Wissenschaft. Nichts fühlte sich stimmig an. In mir war nur noch ein Gedanke: Ich brauche unbedingt Hilfe.

Gürtelrose ist eine reale Erkrankung. Sie wird durch ein Virus ausgelöst, das viele von uns bereits in sich tragen. Heute weiß ich, dass man die Heilung einer Gürtelrose auf natürlichem Weg unterstützen kann: über Ernährung, über Entgiftung, über ein tiefes Verstehen dessen, was im Körper geschieht. Aber damals, in diesem Moment, da war ich hilflos. Kein Arzt konnte mir helfen.

Und dann bekam ich den Hinweis auf eine alte Heilerin. Ich weiß nicht, warum ich hinging, vielleicht, weil ich nichts mehr zu verlieren hatte. Mein Vater musste mich sogar stützen, da ich es nicht mehr allein schaffte, ein Bein vor das andere zu setzen.

Als ich dort ankam, fühlte ich mich wie ins Jahr 1850 zurückversetzt. Die Frau lebte in einem kleinen Haus, völlig schlicht und rau. Die Hühner liefen frei durch die Räume, als wäre das Haus ein Stall. Es roch nach Erde und Feuer. Die alte Frau sprach kaum. Sie sah mich nur an. Dann nahm sie einfaches Salz aus einer Schale und verteilte es auf einer alten Zeitung. Sie begann, es mit leiser Stimme zu besprechen, mit Worten, die ich nicht verstand. Ich sollte mich morgens und abends mit diesem Salz waschen. Mehr nicht. Ungläubig tat ich es dann auch. Und am nächsten Tag war die Gürtelrose verschwunden. Spurlos. Für mich war es ein Wunder, fast wie Magie.

In diesem Moment verstand ich, dass es mehr gibt zwischen Himmel und Erde als das, was wir sehen, messen oder mit dem Verstand erklären können. Ich hatte die biochemische Seite der Krankheit gespürt, aber auch die feinstoffliche Ebene erfahren. Die energetische. Die, die wir oft belächeln, weil wir sie nicht greifen können. Und nun begriff ich zum ersten Mal, dass wahre Heilung nichts ausschließt. Sie verbindet und weitet den Blick. Und manchmal bringt sie uns an Orte, an denen Hühner durchs Haus laufen und alte Worte auf Salz gesprochen werden.

Ab jetzt blieb mir also nur noch eine Richtung: die nach innen. Ich hörte auf zu kämpfen und ich hörte auf zu warten, dass jemand kommt und mir die Lösung bringt. Ich begann, mich meinem Körper zuzuwenden. Aber nicht mehr aus Angst, sondern aus echtem Interesse. Ich wollte verstehen, was da in mir passiert. Ich wurde still und ich beobachtete. Nicht durch Mikroskope oder Labore, nein. Hier ging es um Aufmerksamkeit. Ich begann, wieder wahrzunehmen, was mein Körper fühlt. Was er braucht, was er ablehnt und was ihn stärkt. Ich ließ die Idee los, dass Heilung immer von außen kommen muss, und begann, sie in mir zu suchen.

Dieses Buch ist aus dieser Entscheidung entstanden. Aus all den Momenten, in denen ich keine Antworten hatte, aber weiterging. Aus der Klarheit, die langsam aus dem Chaos wuchs. Aus dem nüchternen Blick auf das, was wirklich wirkt. Ohne Überhöhung und ohne Dogma. Ich schreibe dieses Buch nicht als Arzt und auch nicht als Guru. Schon gar nicht als jemand, der alles durchschaut hat. Sondern als jemand, der erfahren hat, wie sich echte Veränderung anfühlt.

Vielleicht hältst du dieses Buch gerade deshalb in den Händen. Vielleicht stehst du selbst an einem Punkt, an dem du spürst, so geht es nicht weiter. Vielleicht hast du schon vieles ausprobiert und bist trotzdem erschöpft. Vielleicht bist du enttäuscht von deinem Körper und von dir selbst. Vielleicht trägst du Wut, Scham, Zweifel oder einfach nur die leise Angst, dass es nie besser wird. Und trotzdem ist da vielleicht auch etwas in dir, das nicht aufgegeben hat. Etwas, das weitermachen will. Etwas, das sich erinnert, wie es sich anfühlt, lebendig zu sein.

Dann bist du hier richtig. Denn ich weiß, wie es ist, an dieser Grenze zwischen Hoffnung und Resignation zu stehen. Und ich weiß auch, dass es einen Weg gibt. Er ist nicht perfekt, vielleicht auch nicht unbedingt geradlinig. Und oft nicht leicht. Aber dafür ist er echt. Und er beginnt mit einem ersten Schritt: Klarheit. Klarheit darüber, was dein Körper wirklich braucht. Und was nicht.

Dieses Buch ist mein Beitrag. Keine bloße Theorie, keine Ideologie. Stattdessen Erfahrung und Beobachtung. Und einfache Prinzipien, die dir helfen können, dich deinem Körper wieder anzunähern. Du musst nicht alles perfekt machen. Du musst nicht alles sofort verstehen. Aber du darfst beginnen. In deinem Tempo und in deinem Rhythmus, aber vor allem ohne Druck. Und mit der leisen Bereitschaft, dich selbst wieder kennenzulernen.

Wenn du bereit bist, dann nimm dieses Buch als Wegweiser. Nicht als Antwort auf alles, aber vielleicht als Anfang von etwas Neuem. Schritt für Schritt. Mit einem offenen Blick und einem ehrlichen Wunsch, sich selbst wieder zu fühlen. Du bist nicht auf dieser Welt, um zu funktionieren. Du bist hier, um endlich zu leben.

Einleitung

Du warst nicht krank im klassischen Sinn. Und doch veränderte etwas in deinem Inneren alles. Ich erinnere mich daran, als wäre es nicht lange her. Ich war noch jung, hatte Ideen, war erfüllt von Energie und lebte in einer Welt, die mir offen zu stehen schien. Bis zu dem Moment, als ich mich an der Seite einer Frau wiederfand, die spürbar ihre Lebenskraft verlor.

Sie war meine damalige Partnerin. Und sie war mein Zuhause. Doch etwas an ihr begann sich zu verändern. Ihr Lächeln wurde seltener und ihr Körper wirkte erschöpft. Die Diagnose lautete Hashimoto. Ein Begriff, der mir damals kaum etwas sagte. Ich spürte jedoch, dass es nicht nur um eine körperliche Veränderung ging. Es war, als würde etwas Unsichtbares in ihr wirken und ihr nach und nach die Freude nehmen, die Kraft und die Unbeschwertheit, die uns einst verbunden hatte.

Ich sah sie in einem inneren Ringen. Nicht nur gegen die Müdigkeit, auch gegen das Gefühl, allein zu sein mit all dem, was in ihr vorging. Es gab so viele Stimmen. Ärzte gaben ihre Einschätzung, Bücher boten verschiedene Erklärungen, das Internet spuckte unzählige Vermutungen aus. Doch echte Hilfe war kaum zu finden.

Ich begann selbst zu suchen. Ich hätte das nicht tun müssen, aber ich konnte es nicht mehr ertragen, sie in diesem Zustand zu sehen.

Die Suche war mühsam, oft einsam. Ich hatte niemanden, der mir den Weg gezeigt hätte. Doch ich begann zu lesen, zuzuhören und ich begann zu beobachten.

Und langsam ergab das Unverständliche ein Bild. Ich stieß auf etwas, das kaum Beachtung fand. Ein Organ, das meist nur im Zusammenhang mit Alkohol oder Laborwerten genannt wurde. Die Leber.

Diese Erkenntnis war ein Wendepunkt. Sie veränderte nicht nur meine Sicht auf Krankheit, sie veränderte mein ganzes Leben. Was mit Sorge begann, wurde zur inneren Bewegung. Was als Mitgefühl entstand, wurde zu einer Aufgabe. Und daraus wuchs dann ein Weg, der zu meiner Berufung wurde.

Damals war ich einfach ein Mann, der verstehen wollte, was mit seiner Freundin geschah. Heute begleite ich Menschen auf ihrem eigenen Weg zu sich selbst. Nicht mit schnellen Lösungen. Einfach mit einer inneren Klarheit, die aus Erfahrung gewachsen ist.

Hast du selbst auch schon unzählige Bücher gelesen, Videos geschaut, Podcasts gehört, in der Hoffnung, endlich zu verstehen, was deinem Körper fehlt? Hast du dich durch Ernährungspläne gekämpft, Fastenkuren gemacht, Nahrungsergänzungsmittel geschluckt und doch blieb die ersehnte Befreiung aus? Bist du müde vom ewigen Suchen? Vom Hoffen? Müde davon, sich von einem Symptom zum nächsten zu hangeln, während niemand dir wirklich sagen kann, was die Ursache ist? Vielleicht wurden deine Beschwerden schon als psychosomatisch abgetan. Vielleicht hat man dir gesagt, „damit müssen Sie leben“. Vielleicht hast du innerlich längst angefangen zu glauben, dass mit dir etwas nicht stimmt, weil all die vielen Therapien, Ärzte und Methoden nicht geholfen haben. Aber was wäre, wenn nicht du das Problem bist, sondern das System? Was wäre, wenn es nicht an deinem Körper liegt, sondern an den vielen Halbwahrheiten, die uns täglich begegnen und die so tun, als hätten sie die Lösung?

In einer Zeit, in der wir Herzen transplantieren, mit Maschinen denken und die entferntesten Winkel des Weltalls erforschen, scheitern wir oft an den grundlegendsten Fragen. Warum sind wir krank? Warum heilen wir nicht? Noch nie in der Geschichte der Menschheit waren wir so fortschrittlich und gleichzeitig so erschöpft. So digital und doch innerlich leer. So aufgeklärt und doch verwirrt. Denn was uns fehlt, ist nicht die Technologie. Was uns fehlt, ist Wahrheit, Tiefe und Verbindung. Wir leben in einem Ozean von Informationen, aber hungern nach Weisheit. Und mitten in diesem Ozean steuern wir oft planlos umher, von einem Ernährungstrend zum nächsten, von einer neuen Wunderdiät zur nächsten Superfood-Welle. Doch statt Klarheit wachsen nur die Zweifel. Was ist wirklich gesund? Was ist richtig für meinen Körper? Wem kann ich noch vertrauen?

Wer sich auf den Weg macht, Heilung zu suchen, der wird früher oder später auf eine unsichtbare Grenze stoßen. Die Grenze zwischen dem, was offiziell bewiesen ist, und dem, was Menschen seit Jahren, oft Jahrzehnten, erfahren, gefühlt, durchlebt und geheilt haben. Es ist eine Grenze, die nicht sichtbar ist, aber spürbar. Eine Grenze, die nicht aus Mauern besteht, sondern aus Meinungen, Dogmen und Studien. Studien sind wichtig, keine Frage. Sie haben viel Gutes gebracht, sie geben Orientierung. Doch sie sind nicht die ganze Wahrheit. Denn was ist mit all den Dingen, die niemand untersucht hat? Was ist mit den Erfahrungen von Menschen, die entgegen aller Prognosen gesund wurden? Die ihren Körper unterstützt haben, ihre Symptome verloren, ihren Lebensmut zurückgewonnen, ganz ohne dass es je eine „doppelt verblindete, randomisierte Kontrollstudie" darüber gegeben hätte?

In diesem Buch wirst du keine Studien finden. Nicht, weil ich etwas verbergen möchte. Sondern weil wir uns auf etwas anderes stützen. Auf Beobachtung, auf Erfahrung, auf das, was sich tausendfach wiederholt. In echten Menschen, mit echten Geschichten. Das ist unsere Basis. Das ist unser Boden. Und dieser Boden ist lebendig. Du darfst dieses Buch als Einladung sehen. Eine Einladung, sich selbst wieder als fühlendes Wesen zu erkennen. Denn deine Intuition, dein Körper, deine innere Wahrheit wissen oft mehr, als jede Statistik es je wird erfassen können. Und manchmal genügt es, dem nachzuspüren, was sich richtig anfühlt. Nicht weil es bewiesen wurde, sondern weil es dich auf einer tieferen Ebene berührt. Wenn du also darauf wartest, dass dir jemand von außen erlaubt, zu glauben, dann wirst du vielleicht lange warten. Doch wenn du spürst, dass es Zeit ist, deinem eigenen Gefühl mehr zu trauen als dem, was andere dir erklären möchten, dann bist du hier genau richtig. Denn Heilung geschieht nicht immer dort, wo Beweise liegen. Oft beginnt sie genau da, wo Vertrauen entsteht.

Dieses Buch ist kein weiterer Gesundheitsratgeber, der dir sagt, was du essen darfst und was nicht. Es ist kein theoretisches Konstrukt, das sich gut anhört, aber keine Wirkung zeigt. Es ist ein Wegweiser. Ein Licht im Dickicht widersprüchlicher Meinungen. Eine Einladung, sich selbst wiederzufinden. Durch Nahrung, die nicht nur deinen Körper nährt, sondern auch deine Seele erinnert. Du wirst in diesen Seiten einem Weg begegnen, der Orientierung schenkt. Einem Weg, der dich zurückführt, Schritt für Schritt, in deine eigene Kraft. Du wirst erkennen, dass Heilung nicht etwas ist, das dir gegeben wird, sondern etwas, das bereits in dir schlummert.

Du wirst entdecken, wie Ernährung mehr ist als Kalorien und Vitamine. Wie bestimmte Nahrungsmittel eine Botschaft in sich tragen. Eine Energie, die deine Zellen erinnert, wie Heilung sich anfühlt. Wie alte Schmerzen sich lösen dürfen, wenn du anfängst, deinen Körper nicht mehr zu bekämpfen, sondern zu verstehen. Dieses Buch gibt keine Versprechen, es gibt Hoffnung. Es erzählt nicht von Verzicht, sondern von Rückkehr. Rückkehr zu deinem natürlichen Zustand. Und das ist Gesundheit. Vielleicht wird dieses Buch das erste sein, das nicht nur in deinem Verstand ankommt, sondern auch in deinem Herzen Wurzeln schlägt. Und dort beginnt zu wirken.

Dieses Buch ist mehr als eine Sammlung von Kapiteln. Es ist eine tägliche Einladung, sich selbst in einer Tiefe zu begegnen, die du vielleicht lange vergessen hast. Denn Nahrung ist nicht nur etwas, das du zu dir nimmst, sie ist Information, Erinnerung und Medizin.

Jedes der 30 Kapitel folgt einer heilsamen Dreigliederung. Diese Struktur ist kein Zufall, sie ist eine bewusste Komposition aus Geist, Körper und Seele. Warum? Weil echte Veränderung dann geschieht, wenn sie alle drei Ebenen in dir berührt. Jedes Kapitel beginnt mit einer kleinen Geschichte. Sie ist wie ein Spiegel für dein Denken, dein Erleben, deine bisherigen Überzeugungen. Manche Geschichten sind zart, andere fordern dich heraus. Doch alle wollen sie mit einer Frage verbinden. Was wäre, wenn es auch anders geht? Sie berühren das Ego, nicht um es zu bekämpfen, sondern um es einzuladen, einen Schritt beiseitezutreten, damit Raum für Wahrheit entsteht.

Im zweiten Teil findest du Gewissheit. Du lernst und erkennst, dass es hier um das „Wie“ und „Warum“ geht. Um konkrete Zusammenhänge zwischen Nahrung und Gesundheit. Um Erkenntnisse, die aus Beobachtung, Erfahrung und tiefer Intuition geboren wurden. Denn dein Körper ist nicht dein Feind. Das war er nie und wird er auch nie sein. Er ist ein beseelter Organismus, der seit deiner Geburt für dich kämpft. Er möchte dir nichts nehmen, nur zurückgeben. Deine Kraft, deine Lebendigkeit und Leichtigkeit.

Am Ende jedes Kapitels findest du einen stillen Raum. Es ist kein Ort für neue Informationen, vielmehr geht es hier ums Erinnern. Du musst nichts verstehen, vielmehr darfst du etwas in dir wieder spüren. Dieser Abschnitt richtet sich nicht an deinen Verstand, er spricht zu dem leisen Wissen in dir, das oft im Alltag untergeht. Er berührt deine Frequenz, hebt sie sanft an und öffnet den Weg für Heilung von innen heraus.

Du kannst dieses Buch als tägliche Begleitung lesen, ein Kapitel pro Tag, 30 Tage lang. Du kannst es auch intuitiv aufschlagen und dich überraschen lassen, was dir heute dient. Du darfst Anstreichungen machen, Randnotizen schreiben, weinen, lachen, verweilen. Du darfst dich mit jeder Seite tiefer einlassen oder immer wieder neu beginnen. Denn diese Gesundheitsbibel folgt nicht einer Regel, nur deinem Rhythmus. Und ganz gleich, wo du gerade stehst, wenn du dieses Buch in der Hand hältst, hast du bereits begonnen. Wenn du bereit bist für eine neue Perspektive, nämlich für Erfahrung statt Theorie, dann ist dieses Buch dein treuer Begleiter und vielleicht der Anfang deiner größten Wandlung.

Willkommen auf deiner Reise zurück zu dir selbst. Willkommen in deinem neuen Leben.

WOCHE 1

Bewusstsein & Klarheit – Dein Weg zur neuen Ernährung beginnt

1. Dein Reset startet

Was dein Geist längst weiß

Der Morgen war still. Nur das Brummen des Kühlschranks und der leichte Klang der Tasse, als sie sie auf den Tisch stellte. Es war ihr dritter Kaffee, vielleicht der vierte, sie wusste es nicht genau.

Die Einkaufsliste lag da. Daneben ein leerer Joghurtbecher, das Handy, ein Stift.

Nichts Ungewöhnliches und doch war da etwas. Ein Gefühl, als würde der Tag durch sie hindurchlaufen, ohne dass sie ihn wirklich berührte. Sie starrte auf die Liste. Brot, Milch, Bananen, Äpfel. Sie schrieb das Wort „Bananen" noch einmal, ohne Grund.

Sie legte den Stift weg und ließ ihren Blick durch die Küche gleiten. Auf einmal sah sie nicht nur Gegenstände, sondern Spuren.

Ein halbleeres Glas auf der Spüle, eine angebrochene Tüte Chips, unauffällig nach hinten geschoben. Die Gummibärchentüte vom Vorabend, halb versteckt im Papiermüll.

Alles war da, wie kleine Fußabdrücke des Alltags.

Sie lehnte sich zurück und für einen kurzen Moment war es, als würde sie sich selbst von außen sehen. Nicht urteilend, einfach nur … mit Offenheit.

Dein Körper spricht mit dir

Dein Körper spricht mit dir. Oft so leise, dass du es erst bemerkst, wenn die Symptome nicht mehr zu übersehen sind. Müdigkeit, Gereiztheit, Verdauungsbeschwerden oder Heißhunger entstehen selten plötzlich. Sie bauen sich über Wochen, manchmal über Jahre hinweg auf. Dein Körper ist kein stummer Begleiter. Er sendet Signale und das unaufhörlich. Doch seine Sprache ist nicht laut, sie ist subtil. Ein Ziehen im Bauch, Druck im Kopf, unerklärliche Erschöpfung. Veränderungen im Empfinden, in der Stimmung, in den Bedürfnissen. Viele dieser Zeichen nehmen wir nicht ernst, weil sie nicht dramatisch erscheinen. Und weil wir nicht gelernt haben, ihnen Raum zu geben.

Bei unserer heutigen Lebensweise bleibt kaum Platz für genaues Hinsehen. Zwischen Terminen, Verpflichtungen und einer Flut von Reizen geht das feine Spüren verloren. Wir essen nicht, weil wir hungrig sind, sondern weil es Zeit dafür ist. Wir trinken Kaffee, weil wir müde sind, nicht weil unser Körper Energie braucht. Wir naschen, um uns zu beruhigen oder uns zu belohnen. Solche Gewohnheiten hinterlassen natürlich Spuren. Besonders auf das Körpergefühl und auf unsere Wahrnehmung.

Was und wie wir essen, ist Ausdruck unserer Beziehung zu uns selbst. Die Auswahl der Lebensmittel, die Art der Zubereitung, der Umgang mit Mahlzeiten. All das sagt etwas darüber aus, wie wir mit unseren Bedürfnissen umgehen. Doch solange wir nicht bewusst hinsehen, bleibt vieles verborgen. Wir fragen uns, warum Symptome auftauchen, erkennen aber nicht, dass sie oft aus unseren alltäglichen Entscheidungen entstehen.

Echte Veränderung beginnt mit Beobachtung. Kein Wissen ersetzt diesen Schritt. Kein Plan, kein Konzept, kein System. Veränderung beginnt dort, wo Ehrlichkeit möglich wird. Und genau an dieser Stelle setzt das Ernährungstagebuch an.

Es ist kein Werkzeug zur Kontrolle und auch kein Ort für Bewertung. Es ist ein Raum. Ein Raum für deine Wahrnehmung und deine Erkenntnisse. Für Aha-Momente. Es macht sichtbar, was im Alltag untergeht. Aber diese Sichtbarkeit ist nicht das Ziel, sie ist nur der Ausgangspunkt. Wer erkennt, wo er steht, kann daraufhin neue Entscheidungen treffen.

Viele Menschen glauben, sie ernähren sich bereits ausgewogen. Doch wenn sie beginnen, aufzuschreiben, was sie tatsächlich essen und trinken, zeigt sich oft ein anderes Bild. Zwischen Frühstück und Abendessen erscheinen plötzlich der Macchiato am Vormittag, die

Gummibärchen im Auto, das Glas Wein am Abend. Es sind genau diese beiläufigen Momente, die unser Wohlbefinden langfristig prägen.

Das Ernährungstagebuch zeigt dir, was du deinem Körper gibst. Und wie du mit dir selbst umgehst. Es geht nicht um richtig oder falsch. Es geht hier um Genauigkeit. Wenn du beginnst zu schreiben, entsteht ein Bild. Es ist kein perfektes und auch nicht linear. Aber es entsteht ein Bild, das zeigt, wo du funktionierst, statt fühlst. Wo du isst, ohne Hunger zu haben. Wo du dich beruhigst. Wo du dich belohnst. Und wo du dir bereits Gutes tust, ohne es zu merken.

Ein Tagebuch zu führen bedeutet innezuhalten. Es bedeutet, Aufmerksamkeit zurückzuholen. Vom Außen ins Innen, aber vor allem vom Tempo in die Langsamkeit. Du beginnst wieder zu spüren. Vielleicht nicht sofort, aber du wirst etwas spüren. Und mit jedem Eintrag verändert sich etwas.

Dann erkennst du Muster. Vielleicht bemerkst du zum Beispiel, dass du häufig zu wenig trinkst. Oder dass du Mahlzeiten auslässt und später mit Heißhunger reagierst. Vielleicht greifst du zu Süßem, um Anspannung zu regulieren. Oder du isst, um dich zu beschäftigen, ohne Genuss. All das darf sichtbar werden. Du musst nichts ändern, es genügt einfaches Beobachten. Denn allein durch Beobachtung entsteht Verstehen. Und erst wenn du verstehst, verändert sich dein Verhalten. Wichtig, setz dich dabei niemals unter Druck.

Besonders hilfreich wird das Tagebuch, wenn du es mit einfachen Fragen ergänzt. Was brauche ich heute wirklich? Was hat mir gutgetan? Was nicht? Solche Fragen lenken den Blick auf das Wesentliche. Sie helfen dir, zwischen Hunger und Gewohnheit zu unterscheiden. Zwischen Bedürfnis und Impuls. Du erkennst dann recht schnell, wann Essen zum Ersatz zum Beispiel für Ruhe, für Nähe oder für Anerkennung wird. Und genau da beginnt Veränderung.

Viele Menschen scheitern nicht am mangelnden Wissen über Ernährung, sondern daran, sich selbst zuzuhören. Sie folgen äußeren Vorgaben und verlieren dabei den Kontakt zu ihrer eigenen Stimme. Das Tagebuch lässt dieser Stimme Platz. Es erinnert dich daran, dass du doch die Person bist, die deinen Körper am besten kennt.

An manchen Tagen wirst du überrascht sein von dem, was du aufschreibst. Vielleicht bemerkst du, dass du gegessen hast, obwohl du keinen Hunger hattest. Oder dass du zu etwas Süßem gegriffen hast, weil du dich traurig gefühlt hast. Oder dass du eine Mahlzeit ausgelassen hast, weil du gestresst warst. Diese Erkenntnisse sind niemals Fehler, sie sind Einladungen. Du beginnst, dich ernst zu nehmen, hörst dir zu und gibst dir Halt. Aber nicht, weil du bestimmte Regeln aufstellst, sondern weil du einfach aufmerksam bist.

Das Ernährungstagebuch ist keine kurzfristige Methode. Es ist ein tägliches Ritual. Eine Begegnung mit dir selbst. Fünf Minuten am Tag können reichen. In diesen Minuten geschieht nämlich etwas ganz Wertvolles. Du kommst bei dir an.

Viele berichten, dass sich durch diese Praxis ihr Körpergefühl verändert. Sie spüren klarer, was ihnen guttut und was sie belastet. Sie erleben wieder Freude am Essen. Und das ist doch etwas ganz Wundervolles. Du übernimmst ab jetzt Verantwortung.

Und darum geht es: dich zu stärken. Durch Aufmerksamkeit und durch eine neue Verbindung zu dir selbst. Du wirst spüren, dass du dich nicht kontrollieren musst, um dich zu verändern. Du brauchst keine Regeln. Du brauchst nur dich. Das Tagebuch begleitet dich dabei. Und das Schöne daran: Es wird niemals urteilen. Es wird nichts fordern und nicht bewerten. Es ist einfach nur da und gibt dir etwas Wertvolles zurück. Den Raum, dich selbst wieder zu spüren.

Wenn du diesen Weg weitergehst, werden deine Entscheidungen klarer und deine Fürsorge wächst. Dein Verhältnis zu deinem Körper verändert sich. Auf einmal arbeitest du wieder mit ihm. Und genau das ist der Beginn eines neuen Weges, nämlich dein Weg zurück zu dir.

Der stille Impuls deiner Seele

Es gibt einen Unterschied zwischen Essen und Empfangen und zwischen Füllen und Nähren.

Wenn du beginnst aufzuschreiben, was du deinem Körper gibst, dann öffnest du einen heiligen Raum. Nicht weil du dich kontrollieren willst, eher weil du anerkennst, dass jedes Lebensmittel, jede Handlung, jeder Schluck ein energetischer Abdruck ist. Eine Entscheidung, eine Botschaft an deinen Körper: *Ich sehe dich.*

Dein Ernährungstagebuch ist in Wahrheit kein Protokoll. Es ist ein Gespräch zwischen deinem Bewusstsein und deinem Körper.

Zwischen deinem jetzigen Ich und dem Teil in dir, der längst weiß, was dir guttut.

Wenn du beginnst bewusst hinzusehen, ohne Schuld und ohne Bewertung, dann erinnerst du deinen Körper daran, dass er sicher ist und dass du zuhörst. Aber vor allem, dass du ihn wieder spürst.

Und genau dort darf Heilung beginnen.

Nicht durch den perfekten Ernährungsplan, einfach durch die Rückverbindung.

Denn du wirst stiller, viel aufmerksamer, sogar wahrhaftiger.

Du bemerkst, was dich wirklich nährt, und was dich leer zurücklässt.

In einer Welt, in der so vieles laut ist, wird das Aufschreiben zu einem Akt der Rückkehr zu dir, zu deiner inneren Stimme. Und zu einer neuen Form von Fürsorge, die nicht auf Regeln, sondern auf Liebe beruht.

Denn du führst nicht einfach nur ein Ernährungstagebuch. Du führst dich selbst zurück in deine Wahrheit.

Einladung zur Umsetzung

1. Suche dir noch heute ein Notizbuch oder eine App, die dich ab morgen begleitet.
2. Notiere, was du isst und trinkst und wie du dich dabei fühlst. Was dich nährt oder was dich leer zurücklässt. Und was du daraus für den nächsten Tag mitnehmen möchtest.

   So wird dein Ernährungstagebuch zu deinem persönlichen Wegweiser nicht nur für gesündere Gewohnheiten, sondern für eine tiefere, ehrliche Beziehung zu dir selbst.

   Morgen geht's los. Mit deinem ersten Eintrag und deinem ersten Schritt zurück zu dir.

2. Der magische Morgen

Was dein Geist längst weiß

Ich denke nicht oft an ihn. Aber wenn ich es tue, ist es immer dieselbe Erinnerung.

Es war früh am Morgen, das Licht noch fahl, der Boden kalt unter meinen Füßen.

Er saß bereits am Fenster, den Rücken gerade, die Hände ruhig, vor sich eine Schale mit Wasser. Nichts an ihm wirkte müde. Nur still.

Ich war noch klein, zu jung, um zu verstehen. Aber alt genug, um zu spüren, dass dieser Moment etwas Besonderes war. Etwas, das man nicht stören durfte.

Er tauchte seine Fingerspitzen in das Wasser, führte sie langsam an seine Stirn, dann an die Schläfen, manchmal an den Nacken. Als würde er etwas lösen, etwas Altes abstreifen, bevor der Tag beginnen durfte.

Er sprach nie darüber, er erklärte es nicht. Und doch tat er es jeden Tag.

Einmal, ich erinnere mich gut, nahm er meine Hände, tupfte mit Wasser über meine Wangen. Ich lachte, obwohl ich nicht wusste warum. Es war kein Spiel, es war still und zärtlich. Fast wie ein Segen.

Damals erschien es mir seltsam. Heute begreife ich: Er hat dem Tag nicht erlaubt, mit ihm zu beginnen, bevor er nicht mit sich selbst begonnen hatte.

Vielleicht war es kein Ritual, vielleicht war es eine Rückkehr. Ein stilles Versprechen an sich selbst:

„Ich bin bei mir, bevor die Welt mich ruft.“

Dein Körper spricht mit dir

Es gibt diese stillen Augenblicke, die nur wenigen bewusst sind. Sie gehören zu den kraftvollsten Momenten des Tages, obwohl sie leicht übersehen werden. Gleich nach dem Erwachen, wenn der Raum noch nicht ganz hell ist und dein Körper sich langsam wieder streckt, öffnet sich eine schmale Tür zwischen Nacht und Tag. Es ist ein Moment der Entscheidung. Nicht für große Lebensfragen, sondern für etwas viel Grundsätzlicheres: wie du in diesen Tag gehst. Was du deinem Körper gibst, ob du ihn überforderst oder unterstützt.

Während du geschlafen hast, hat dein Organismus nicht geruht. Die Nacht war Arbeitszeit für deine inneren Systeme, besonders für die Leber. Sie hat gefiltert, gesammelt, gebunden. Alles, was nicht in deinen Körper gehört, wurde identifiziert und vorbereitet, um nun, am Morgen, ausgeschieden zu werden. Doch das geschieht nicht von allein. Damit die gebundenen Substanzen den Körper wirklich verlassen, braucht es deine Unterstützung. Bleibt diese aus, werden sie rückresorbiert. Sie zirkulieren erneut durch Blut und Gewebe, lagern sich in Zellen ab, behindern die Regeneration.

Und hierin liegt die Bedeutung deines ersten Getränks am Morgen. Nicht jedes Getränk erfüllt diese Aufgabe, doch eines hat sich in der täglichen Praxis immer wieder als besonders wirksam erwiesen: frisches Zitronenwasser. Fünfhundert Milliliter stilles Wasser, gemischt mit dem Saft einer halben Zitrone. Diese einfache Kombination ist mehr als erfrischend, sie ist funktional. Sie verbindet Hydrierung mit gezielter Unterstützung der Ausleitung.

Nach der Nacht ist dein Körper dehydriert. Du verlierst Flüssigkeit über Atem, Haut und Schweiß, unmerklich, aber stetig. Und diese Verluste müssen am Morgen ausgeglichen werden. Reines Wasser allein ist hilfreich, doch mit frischer Zitrone erhält es eine andere Qualität. Die Struktur verändert sich, die Flüssigkeit wird zellverfügbarer. Dein Gewebe kann sie leichter aufnehmen und deine Systeme können schneller wieder ins Gleichgewicht finden.

Zitronen liefern bioaktive Pflanzenstoffe. Sie aktivieren die Bildung von Gallenflüssigkeit, ein zentraler Vorgang für die Verdauung und die Ausscheidung fettlöslicher Schadstoffe. Das ist besonders bedeutsam, weil viele Umweltgifte und Rückstände aus Kosmetika oder Verpackungen fettlöslich sind. Ohne Gallenfluss bleiben sie im Körper, mit ihm werden sie ausgeschieden.

Die natürliche Säure der Zitrone wirkt auf den ersten Blick irritierend. Doch im Körper entfaltet sie eine ganz andere Wirkung. Sie stabilisiert das innere Milieu. Nicht durch Neutralisation, sondern über einen regulierenden Effekt auf das Säure-Basen-Gleichgewicht. In einem ausgeglichenen Milieu arbeiten Enzyme effektiver, die Zellkommunikation funktioniert reibungsloser und entzündliche Prozesse werden weniger aktiv.

Am Morgen ist die Leber bereit, das in der Nacht Vorbereitete loszulassen. Die Schadstoffe, die sie gebunden hat, stehen nun bereit für die Ausleitung. Dabei handelt es sich nicht nur um offensichtliche Substanzen wie Medikamente oder Zusatzstoffe aus Nahrungsmitteln. Auch Rückstände aus Parfüms, Zahnpasten, Waschmitteln oder Luftschadstoffen zählen dazu. Der Zitronensaft hilft dabei, diese Substanzen aus dem Gewebe zu lösen und in Richtung Nieren zu leiten, wo sie dann schließlich ausgeschieden werden.

Viele Menschen, die dieses Morgenritual regelmäßig anwenden, erkennen eine Verbesserung ihres Hautbildes. Andere wiederum fühlen sich am Vormittag wacher und stabiler im Kreislauf. Solche Veränderungen sind nicht spektakulär, aber sie zeigen, dass der Körper auf bessere Bedingungen reagiert. Dass er beginnt, seine innere Ordnung wiederzufinden.

Damit dieser Effekt entsteht, braucht es allerdings mehr als eine gelegentliche Anwendung. Es braucht Beständigkeit und zwar jeden Morgen. Direkt nach dem Aufstehen, ohne vorherige Nahrungsaufnahme. Habe aber Geduld, denn der Körper braucht etwa 20 bis 25 Minuten, um diesen Reiz zu verarbeiten. Erst danach solltest du essen oder etwas anderes trinken. Diese Wartezeit ist keine Pause, denn sie ist Teil des Prozesses. In ihr geschehen die zentralen Abläufe. Die Hydrierung, die Aktivierung der Entgiftung und die Bereitstellung von Energie für den Tag.

Verwende frische Zitronen, kein Konzentrat und kein Produkt aus der Flasche. Frisch gepresst bedeutet, dass die natürlichen Enzyme noch aktiv sind. Diese Enzyme sind mitverantwortlich für die Wirkung. Sie fördern den Stoffwechsel, ohne ihn zu überreizen. Du kannst das Wasser leicht lauwarm trinken, vor allem in kühleren Jahreszeiten. Doch es sollte nicht erhitzt werden. Wichtig ist nur, dass es still ist. Kohlensäure kann die Schleimhäute reizen und stört die feine Abstimmung der Frühverdauung.

Dieses einfache Ritual verändert keine Diagnose. Es ersetzt keine therapeutischen Maßnahmen und doch verändert es Bedingungen. Es schafft ein Umfeld, in dem Prozesse leichter ablaufen können. Es ist ein Anfang und ein Beitrag, kein Allheilmittel. Aber genau in dieser Klarheit liegt seine Stärke.

Was du am Morgen tust, hat Auswirkungen auf den ganzen Tag. Nicht jedes Detail braucht Perfektion, aber der erste Impuls zählt. Er zeigt deinem Körper, wohin die Reise geht. Mit einem Glas Zitronenwasser gibst du ihm eine Richtung. Du sagst: Hier beginnt dein Tag. Mit Unterstützung und mit Gewissheit, aber vor allem mit einer Entscheidung für dich.

Der stille Impuls deiner Seele

Dein Körper erinnert sich, denn bevor Worte denken, spürt der Körper. Bevor der Tag laut wird, ist da dieser leise Moment. Wasser, das in dir ankommt.

Ein Zeichen, das du nun bereit bist zu empfangen und loszulassen.

Zitronenwasser ist nicht nur ein wertvoller Gesundheits-Hack. Es ist ein Morgenritual mit Magie. Ein stilles Gebet in Bewegung und ein Versprechen an deinen Körper: *Ich sehe deine Arbeit, ich begleite dich und ich bin dankbar dafür.*

Wenn du das Glas hebst, tust du mehr, als zu trinken. Du sendest ein Signal. Nicht nur an deine Zellen, vielmehr an dein ganzes System: „Du darfst loslassen."

Die Leber, dieses kraftvolle Organ im Schatten, hat die Nacht genutzt, um für dich zu sortieren und zu filtern. Jetzt schenkst du ihr das, was sie braucht, um den Weg zu vollenden. Denn du nimmst nicht, du gibst. Und in diesem Geben liegt Heilung.

Zitronenwasser am Morgen ist mehr als ein Getränk, es ist ein Tor. Ein Übergang von Nacht zu Tag, besser noch: von Reinigung zu Neuausrichtung.

Vielleicht wirst du es nicht jeden Tag spüren, aber dein Körper wird sich erinnern. An dein wahres Ich und deine Rückkehr.

Einladung zur Umsetzung

1. Bereite dir ab morgen früh ein Glas mit 500 ml Zitronenwasser zu. Verwende dazu eine naturbelassene Bio-Zitrone, keine Säfte aus Flaschen oder Plastik. Denn was dein Körper braucht, kommt direkt aus der Frucht.
2. Halbiere die Zitrone. Presse den Saft aus der einen Hälfte der Zitrone in stilles Wasser und trink es auf nüchternen Magen als dein erstes Geschenk an dich selbst.

3. Die Wahrheit über Flüssigkeit

Was dein Geist längst weiß

Es war einer dieser Sommertage, an denen selbst der Wind zu müde war, die Bäume zu bewegen. Sie war im dritten Monat, Müdigkeit lag über allem, nicht traurig, nur weich. Wie ein Körper, der sagt: „Ich mache gerade etwas Wichtigeres als funktionieren."

Er hatte den Tag freigenommen, weil er spürte, dass es nichts zu organisieren gab, nur da zu sein.

Während sie schlief, stellte er eine Karaffe auf den Tisch. Er schnitt Gurke und Zitrone, legte ein paar Blätter Minze dazu, füllte stilles Wasser hinein und stellte ein Glas daneben.

Er dachte nicht viel dabei. Nur dass es leicht sein soll, wenn sie wach wird.

Als sie kam, barfuß, die Haare noch zerdrückt vom Kissen, lächelte sie nur kurz und trank. Ein Schluck, dann noch einer.

„Das tut gut", sagte sie, mehr nicht.

Aber er wusste, sie meinte nicht nur das Getränk, auch die Geste und Fürsorge.

Seitdem tut er es immer wieder. Nie als Pflicht oder Plan, einfach nur als Erinnerung, dass Wasser nicht nur löscht, auch nährt. Und dass manchmal die schlichteste Handlung zu einer stillen Antwort wird auf etwas, das wir gar nicht in Worte fassen konnten, aber sehr wohl gespürt haben.

Dein Körper spricht mit dir

Du hast das Gefühl, ausreichend zu trinken. Morgens ein Kaffee, zum Frühstück ein Saft, mittags vielleicht eine Apfelschorle, später ein Kräutertee. Wenn du es auflistest, sieht es nach genug aus, doch dein Körper spricht eine ganz andere Sprache, denn er nimmt nicht jede Flüssigkeit als Wohltat wahr. Er unterscheidet.

Viele Menschen leben in einem Zustand chronischer Dehydrierung, obwohl sie regelmäßig trinken. Nicht wegen eines Mangels an Flüssigkeit, sondern wegen ihrer Beschaffenheit. Der weitverbreitete Irrtum lautet, dass alles, was flüssig ist, dem Körper Wasser spendet. In Wirklichkeit gibt es nur wenige Getränke, die deine Zellen wirklich erreichen und versorgen.

Die meisten Getränke stellen für deinen Körper keine Entlastung dar, sie sind zusätzliche Arbeit. Industrieverarbeitete Produkte wie Softdrinks, Alkohol, Energydrinks, gesüßte Fruchtsäfte oder auch Kaffee wirken zwar feucht, führen aber nicht zu echter Hydrierung. Sie enthalten Stoffe wie Zucker, Koffein, Kohlensäure, Farbstoffe oder Aromen. Jede dieser Substanzen muss dein Körper entgiften. Dazu braucht er Wasser. Das bedeutet, dass diese Getränke ihm letztlich mehr Flüssigkeit entziehen, als sie ihm geben.

Ein Glas Cola kann dich durstiger machen als zuvor. Koffeinhaltiger Kaffee fordert dein Nervensystem, reizt die Nebennieren und wirkt harntreibend. Dein Körper verliert dadurch mehr, als er gewinnt. Auch Fruchtsäfte, selbst wenn sie frisch gepresst sind, enthalten isolierten Fruchtzucker in einer Konzentration, die deine Leber belastet. Der Nutzen für deinen Flüssigkeitshaushalt ist gering, aber der Aufwand zur Verarbeitung hoch.

Was dein Körper braucht, ist Wasser in einer Form, die ihm nicht nur bekannt ist, sondern auch zugänglich. Wasser, das seine Struktur bewahrt hat. Wasser, das nicht nur die Kehle benetzt, sondern den Zellzwischenraum erreicht, die Lymphe durchlässiger macht und die Entgiftungsprozesse unterstützt.

Doch auch beim Wasser lohnt sich ein genauerer Blick. Viele greifen zu Flaschenwasser. Es steht oft monatelang in Lagerhallen, ist in Plastik verpackt, mehrfach gefiltert und chemisch aufbereitet. Auf dem Etikett liest du von Reinheit, doch die energetische Qualität ist oft verloren. Die Ionenstruktur ist instabil, der pH-Wert zu niedrig, die molekulare Bewegung zu gering. Diesem Wasser fehlt die lebendige Information, die es braucht, um im Körper als Trägerstoff wirken zu können.

Es reicht also nicht aus, einfach reines Wasser zu trinken. Dein Körper nimmt nur das auf, was ihm in seiner Struktur vertraut ist, also was lebendig wirkt und was eingebettet ist in natürliche Resonanz. Doch es gibt eine Möglichkeit, selbst stilles Wasser zu aktivieren, und dafür brauchst du keine aufwendigen Geräte.

Eine einfache Karaffe genügt. Wenn du sie mit frischen Zutaten anreicherst, geschieht etwas, das dein Wasser verwandelt. Erdbeeren, Gurken, Minze, Zitronenscheiben oder Blaubeeren geben nicht nur Geschmack, sie geben auch Enzyme ab, zusätzlich noch Mikronährstoffe und elektromagnetische Ladung. Das Wasser verändert sich in seiner Struktur, es wird harmonischer, durchlässiger für tiefere Zellschichten und aktiver, es entwickelt eine innere Dynamik. Es wird von deinem Körper sowohl erkannt als auch zum aktiven Teil deiner inneren Regeneration.

Du kannst diese Veränderung sogar beobachten. Denk an eine fettige Pfanne, wenn du sie unter Wasser hältst. Das Fett löst sich nicht, das Wasser perlt einfach ab. Erst wenn du Spülmittel dazugibst, beginnt sich die Schicht zu lösen. Im Körper verhält es sich ähnlich. Reines Wasser reicht oft nicht aus, um die fettlöslichen Altlasten zu lösen, die sich in Blutgefäßen, Gewebe und Organen angesammelt haben.

Wenn du deinem Wasser pflanzliche Stoffe zufügst, etwa Zitronensaft, entsteht ein natürlicher Emulgator. Er hilft dabei, Ablagerungen zu lösen und auszuleiten. Die Enzyme, Flavonoide und sekundären Pflanzenstoffe öffnen die Zellmembranen, verbessern den Fluss und unterstützen die Reinigung. Aus einfachem Wasser wird ein aktives Heilmittel. Es ist keine Medizin im klassischen Sinn, es ist einfach eine Rückkehr zur Natürlichkeit.

Entscheidend ist, dass du beginnst zu unterscheiden. Zwischen Flüssigkeiten, die deinen Körper fordern, und solchen, die ihn tragen. Zwischen Getränken, die nur durch dich hindurchfließen, und solchen, die etwas in dir bewegen.

Du musst nicht alles auf einmal verändern. Beginne mit einer einzigen Karaffe und fülle sie mit Wasser. Füge frische Gurke hinzu, ein paar Beeren oder einen Spritzer Limette. Dann stelle sie dir sichtbar hin und lass sie eine Stunde ziehen. Nun trinke regelmäßig über den Tag verteilt und beobachte, was sich verändert.

Vielleicht merkst du dadurch, dass dein Durst sich wandelt. Und vielleicht spürst du ja, dass dein Kopf klarer wird, deine Verdauung ruhiger und deine Haut durchlässiger. Vielleicht erkennst du auch, dass Flüssigkeit mehr sein kann als das, was in einem Glas steht, sie kann ein Träger deiner Erneuerung sein.

Mit jeder bewussten Entscheidung, mit jedem Glas lebendigen Wassers wächst die Verbindung zu deinem Körper. Du lernst, ihn zu verstehen und du lernst, ihm zu geben, was er wirklich braucht. Das ist ein weiterer Schritt auf dem Weg zur eigenen Veränderung.

Der stille Impuls deiner Seele

Wasser war lange vor dir da und es weiß genau, wie Erinnerung sich anfühlt, wie Auflösung klingt oder wie Leben beginnt.

Wenn du Wasser trinkst, nimmst du nicht nur Flüssigkeit auf, du verbindest dich auch mit einem uralten Bewusstsein, das seit Anbeginn in Bewegung ist.

Es ist das erste Element, das dich berührte, noch bevor du Licht gesehen hast. In der Fruchtblase, geschützt und umgeben. Du bist aus Wasser gemacht, und jedes Mal, wenn du ihm bewusst begegnest, kehrt ein Teil von dir zurück in dieses Erinnern.

Nicht jedes Getränk kann das, aber lebendiges Wasser, klares, durchdrungenes und beseeltes Wasser, spricht mit deinem Körper. Es fragt nicht, ob du perfekt bist. Es fragt nur: Bist du bereit, dich wieder an dich selbst zu erinnern?

Denn dein Körper ist kein starrer Behälter, er ist ein Strombett, ein lebendiges System aus Resonanz und Durchlässigkeit. Er braucht nichts Statisches, er braucht Rhythmus und Impulse.

Und je bewusster du wählst, was du in dich hineinlässt, desto klarer wird auch das, was du aus dir herauslässt. Nicht nur über den Urin, auch über deine Präsenz und deine Stimme. Es verändert deine Haltung im Leben.

Wasser ist nicht nur dafür da, dich zu füllen, es ist hauptsächlich dafür da, dich zu reinigen, zu erinnern und zu stimmen – wie ein Instrument, das neu in Resonanz gebracht wird.

Wenn du zu deinem Wasser greifst, dann frage dich nicht, ob es gesund ist. Frage dich, ob es lebendig ist. Dient es deinem inneren Fluss?

Denn dort, in der Tiefe deines Körpers, wo kein Gedanke mehr hinreicht, entscheidet sich, ob du dich selbst ernährst oder dich verlierst.

Du bist Wasser und du warst es immer. Und vielleicht geht es nicht darum, gesund zu werden, sondern dich zu erinnern, wie Heilung fließt.

Einladung zur Umsetzung

1. Fülle dir täglich eine Karaffe mit stillem Wasser. Füge hinzu, was Mutter Natur schenkt: Gurkenscheiben, frische Minze, Beeren, Zitrone oder Orange.

   Kein Aroma aus der Flasche und keine Zusätze. Nur echtes Leben, direkt aus der Pflanze.

2. Trinke beständig einen Liter und mehr über den Tag verteilt.

4. Zucker und seine verborgene Wirkung

Was dein Geist längst weiß

„Mama, darf ich noch eine Dattel?“

Ihre Tochter stand barfuß in der Küche, die Haare verklebt vom Spielen, ein bisschen Obstsaft an der Lippe. Sie hatte gerade ihren zweiten Smoothie getrunken, der aus Banane, Mango, Apfel, Datteln und Orange bestand. Selbst gemixt mit ihren kleinen Händen, ohne Messbecher, einfach nur nach Gefühl.

„Sind da nicht schon vier Datteln drin?“, fragte sie sanft.

„Ich weiß“, sagte das Kind. „Aber die sind doch wie Sonne im Mund.“

Sie lachte. Nicht über den Satz, sondern über das Vertrauen, das darin lag.

Früher hätte sie gezögert, hätte gezählt und nachgerechnet. Zucker ist gefährlich, hatte man ihr gesagt. Zucker macht müde, unkonzentriert und krank. Zucker war … das Problem.

Aber heute, nach allem, was sie selbst durchlebt hatte, war sie still geworden um das Thema Zucker. Still, weil sie jetzt wusste: Nicht alles, was süß ist, ist schlecht und nicht alles, was kontrolliert wird, ist gesund.

Sie nahm eine Dattel aus der Schale und reichte sie ihr.

„Weißt du, was das Leben gleichzeitig süß und leicht macht?“, fragte sie. „Dass du spürst, was dir guttut.“

Die Kleine grinste und kaute. Und im nächsten Atemzug fragte die Mutter:

„Und sag mal … wie süß bist du eigentlich?“

Das Kind strahlte, hob die Hände wie Flügel, und rief: „Zuckersüß!“

Dein Körper spricht mit dir

Wenn heute über Zucker gesprochen wird, klingt das oft wie ein Urteil. Zucker sei schädlich, Zucker mache krank, Zucker gelte als das neue Rauchen usw. In einem Punkt ist diese Kritik berechtigt, denn es gibt eine Form von Zucker, die deinem Körper tatsächlich schadet. Gemeint ist der industriell verarbeitete Zucker, wie du ihn in Limonaden, Süßwaren, Fertigprodukten oder Ketchup findest. Dieser Zucker hat nichts mit dem zu tun, was er einmal war. Er wurde aus seinem natürlichen Zusammenhang herausgelöst, chemisch verändert und auf eine Weise konzentriert, die in der Natur nicht vorkommt. Was übrig bleibt, ist ein isolierter Reinstoff, der keine lebendige Information mehr trägt.

Dieser Zucker fordert deinen Körper heraus. Er bringt dein Blutzuckersystem aus dem Gleichgewicht, überlastet die Bauchspeicheldrüse und zwingt die Leber, ständig in Alarmbereitschaft zu sein. Und doch liegt in der Diskussion über Zucker ein viel gefährlicheres Missverständnis. Es ist nicht der raffinierte Zucker, der die größte Verwirrung stiftet, es ist die stille Angst vor natürlichem Zucker, die sich in den letzten Jahren tief in das kollektive Bewusstsein eingegraben hat.

Immer wieder hörst du heute Aussagen wie: „Ich esse kein Obst. Da ist zu viel Zucker drin." Und mit jedem dieser Sätze wächst die Unsicherheit gegenüber einem der heilsamsten Lebensmittel, die die Natur dir anbietet. Die Vorstellung, dass eine Banane, eine Mango oder eine Dattel schädlich sein könnten, zeigt, wie weit sich die Wahrnehmung von echter Nahrung entfernt hat. Denn die Wahrheit ist: Zucker aus Obst ist nicht dein Feind, er ist ein Verbündeter deines Körpers.

Natürlicher Zucker ist nicht mit dem weißen Kristallzucker aus der Packung zu vergleichen. Auch nicht mit der industriell isolierten Fruktose, wie sie in Süßstoffen oder Diabetikerprodukten zum Einsatz kommt. Zucker in einem Apfel oder in einer Traube kommt niemals allein. Er ist eingebettet in ein komplexes System aus Ballaststoffen, Vitaminen, Antioxidantien, sekundären Pflanzenstoffen, lebendigem Wasser und Enzymen. Diese Matrix verändert alles. Sie sorgt dafür, dass der Zucker nicht schädlich wirkt, sondern versorgend.

Zellen, Gehirn und Leber benötigen genau diese Form der Glukose. Es ist der Brennstoff, den dein Nervensystem am besten verwerten kann. Wenn du ihn zu lange vermeidest, bemerkst du es irgendwann. Deine Konzentration lässt nach, du fühlst dich erschöpft, dein emotionales Gleichgewicht gerät ins Wanken. Der Körper signalisiert dir auf vielen Ebenen: Ihm fehlt etwas. Und oft ist es Glukose. Nicht irgendeine, sondern genau die, wie sie in reifem Obst vorkommt.

Viele Menschen wissen nicht, dass die Leber Glukose in Form von Glykogen speichert. Diese Speicher sind für viele Funktionen im Körper entscheidend. Doch bei den meisten sind sie erschöpft. Stress, Schlafmangel, fettreiche Ernährung, chronische Belastungen und eine zu geringe Aufnahme von Obst führen dazu, dass die Leber nicht mehr optimal arbeiten kann. Gerade dann braucht sie Glukose, um ihre Entgiftungsarbeit fortzusetzen. Auch das Gehirn benötigt diese Energieform, um klar und stabil zu bleiben. Sogar das Blut profitiert davon, weil die richtige Glukose mit dafür sorgt, dass dein pH-Wert im Gleichgewicht bleibt.

Es hält sich hartnäckig der Glaube, dass Obst den Blutzucker zu stark ansteigen lässt. Diese Annahme ist nur dann korrekt, wenn der Körper bereits stark aus dem Gleichgewicht geraten ist. Wenn Leber und Bauchspeicheldrüse überfordert sind, wenn der Fettanteil in der Nahrung dauerhaft hoch ist, dann kann es sein, dass selbst natürliche Glukose nicht optimal aufgenommen wird. In dieser Situation ist jedoch nicht das Obst das Problem, sondern der Zustand des Körpers. Und genau deshalb braucht er jetzt das Obst, um zurück in die Regulation zu finden.

Obst bringt mehr als nur Zucker. Es bringt Mineralstoffe wie Kalium und Magnesium, es liefert lösliche Ballaststoffe und wirkt ausgleichend. Eine Banane verlangsamt durch ihre Ballaststoffe den Anstieg des Blutzuckers. Eine Feige bringt Eisen und Antioxidantien. Eine Orange liefert dir neben Glukose auch Vitamin C, Bioflavonoide und Wasser mit hoher Zellverfügbarkeit. Kein raffiniertes Produkt bringt diese Kombination mit, ganz im Gegenteil. Industriezucker entzieht dem Körper sogar Vitalstoffe. Um ihn zu verarbeiten, muss dein Organismus auf eigene Reserven zurückgreifen, beispielsweise auf Vitamin B1, Kalzium oder Zink. Obst hingegen schenkt dir diese Vitalstoffe.

Ein weiterer Irrtum betrifft die Aussage, Fruktose sei generell schädlich für die Leber. Diese Behauptung basiert auf Studien, in denen isolierte Fruktose verwendet wurde, meist aus Maissirup oder konzentrierten Extrakten. Mit einem Apfel oder einer Birne hat das nichts zu tun. Kein Mensch hat je eine Fettleber durch frisches Obst entwickelt. In der Praxis zeigt sich immer wieder das Gegenteil: Eine leberfreundliche, fettarme Ernährung mit viel frischem Obst kann die Leber entlasten und heilen.

Die eigentliche Herausforderung für die Leber ist nicht der Zucker. Es ist das Fett, vor allem das tierische Fett. In Kombination mit natürlicher Glukose entsteht eine Reaktion, die den Blutzucker tatsächlich stark beeinflussen kann. Doch auch hier liegt die Ursache nicht im Obst. Sie liegt in der ungünstigen Kombination. Wenn du auf die richtige Lebensmittelwahl achtest, kann Obst seine volle Wirkung entfalten.

Viele Menschen, die aus Angst vor Zucker lange auf Obst verzichtet haben, berichten nach einer Umstellung von spürbaren Verbesserungen. Die Haut wird klarer, die Verdauung wird regelmäßiger. Die Energie steigt und die Stimmung wird stabiler. Obst ist Nahrung, die verstanden werden will. Und wenn du sie wieder in dein Leben integrierst, spürt dein Körper sofort, dass er etwas zurückbekommt, was ihm lange gefehlt hat.

Denn Zucker ist nun mal nicht gleich Zucker. Es gibt den künstlichen, toten Zucker, der den Körper schwächt, und es gibt den natürlichen, lebendigen Zucker aus Obst, der ihn stärkt. Wenn du beginnst, diese Unterscheidung zu verstehen, löst sich auch die Angst. Du wirst nicht krank, weil du eine Mango isst. Du wirst krank, wenn dein Körper keine Energie mehr bekommt, um zu regenerieren.

Wenn du Zucker neu bewerten willst, dann frage dich nicht nur, wie viel du davon konsumierst. Viel wichtiger ist die Frage, in welcher Form du ihn aufnimmst. Frage dich auch, ob du deinem Körper den

Zucker gibst, den er braucht, um zu heilen. Und erinnere dich daran: Die Natur macht keine Fehler. Obst ist kein Luxus, keine Ausnahme und kein Dessert. Obst ist eine fundamentale Quelle für Energie und Heilung.

Der stille Impuls deiner Seele

Zucker war nie der Feind. Nicht in seiner wahren Form und nicht, wenn er aus der Natur kommt. Und nicht, wenn er durch Sonne, Zeit und Reife geworden ist. Zucker, so wie ihn eine Frucht in sich trägt, ist gespeichertes Licht. Er ist das „Ja" einer Pflanze zum Leben. Das Geschenk eines Baumes, der seine Süße nicht zurückhält, sondern freigibt, damit andere daraus Kraft schöpfen können.

Und vielleicht ist das der wahre Irrtum unserer Zeit: Dass wir das Süße misstrauisch beäugen, anstatt es wieder zu empfangen. Dass wir meinen, uns Kontrolle erarbeiten zu müssen, anstatt Hingabe zu üben. Denn was dein Körper braucht, ist nicht Verzicht um jeden Preis, sondern Erinnerung. Erinnerung an das, was leicht ist und was leuchtet. Was dich nährt, nicht weil es funktioniert, eben weil es dich berührt.

Zucker in seiner natürlichen, unberührten Form ist eine Form von Nähe. Eine Botschaft an deine Zellen: Du darfst dich aufbauen und du darfst empfangen. Es ist kein Zufall, dass Kinder intuitiv nach Süße greifen. Dass wir uns in Trauer nach Schokolade sehnen oder dass ein Stück Obst uns manchmal mehr gibt als jede Pille. Denn die Seele erkennt, was der Kopf manchmal verlernt hat: Heilung ist süß, nie bitter und nie hart.

Wenn du dich also wieder für das Süße entscheidest, für die Süße, die aus der Natur kommt, nicht aus der Fabrik, dann triffst du eine tiefere Entscheidung. Du kehrst zurück zu dir, zu einem Körper, der empfangen darf. Und zu einer Seele, die längst weiß: Licht in Form von Nahrung ist nichts, wovor man sich schützen muss, sondern etwas, das du annehmen darfst. Voll und ganz mit offenem Herzen.

Einladung zur Umsetzung

1. Wähle täglich frisches Obst, reif, naturbelassen, möglichst aus biologischem Anbau.
2. Vermeide industriell verarbeiteten Zucker, Süßigkeiten, versteckte Zucker in Fertigprodukten. Achte auf dein Gefühl nach dem Essen: Obst gibt Energie, kein Tief.

   Vertraue deinem Körper, denn er weiß ganz genau, was er mit natürlicher Glukose tun soll.

5. Die unsichtbare Fettfalle

Was dein Geist längst weiß

Er erinnerte sich an den Tag, als sie ihn bat, den Koffer aus dem Keller zu holen. Es war Frühling, das Licht weich, die Luft nach langer Zeit wieder durchlässig. Der Koffer war alt, einer von der Sorte, die man nicht oft braucht, aber nie wegwirft.

„Ich möchte ausmisten“, hatte sie gesagt. Nicht aus Zwang, eher wie jemand, der endlich Platz machen will für das Leben.

Er trug den Koffer ins Wohnzimmer. Sie öffnete ihn und da lag es, das Gewicht vergangener Jahre.

Alte Fotos, Kleider, ein paar Briefe und ein Notizbuch. Sie blätterte durch, er beobachtete sie. Man sah es kaum, aber sie wurde leichter. Als hätte jedes Stück, das sie losließ, auch aus ihrem Inneren etwas gelöst.

„Komisch“, sagte sie leise. „Ich wusste gar nicht, wie viel ich noch mit mir herumtrage.“

Er schwieg, aber in ihm hallte etwas nach.

Am nächsten Tag trank er seinen Smoothie ohne Nussmus, kochte seine Kartoffeln ohne Öl und stellte fest: Sein Kopf war klarer und sein Körper leiser.

Dein Körper spricht mit dir

Du achtest auf deine Ernährung, du greifst bewusst zu pflanzlichen Ölen, streust Nüsse über deinen Salat, verfeinerst deinen Smoothie mit Mandelmus oder gibst Avocado auf dein Brot. All das gilt als gesund. Und ja, diese Fette können Teil einer nährstoffreichen Ernährung sein. Doch genau hier beginnt die Herausforderung. Denn selbst die besten

Fette können ihre Wirkung ins Gegenteil verkehren, wenn sie zu oft, zu reichlich oder unbedacht eingesetzt werden.

Viele Menschen überschreiten täglich eine unsichtbare Grenze. Es ist nicht der einzelne Löffel Öl, der das Gleichgewicht stört. Es ist vielmehr die Summe: morgens, mittags, abends und über viele Wochen. Ein Porridge mit Samen am Morgen, dazu vielleicht pflanzlicher Joghurt mit Nüssen. Mittags ein Dressing mit Öl, eine gebratene Gemüsepfanne, ein Aufstrich aus Avocado. Am Abend ein Brot mit Hummus, ein Snack aus Datteln mit Nussmus, ein Esslöffel Erdnussbutter. So unauffällig diese Mahlzeiten auch wirken, sie fordern deinen Körper heraus, täglich und ohne Pause.

Fett ist ein komplexer Stoff. Es wird nicht einfach aufgenommen und verwertet. Es muss emulgiert, aufgeschlossen, transportiert und schließlich irgendwo gespeichert werden. All das ist Aufgabe deiner Leber. Je mehr Fett im Spiel ist, desto mehr Energie und Ressourcen benötigt sie, um diesen Prozess zu bewältigen. Gleichzeitig verschlechtert eine hohe Fettzufuhr die Bildung von Gallensäuren. Die Fettverdauung wird langsamer, schwerfälliger. Und was die Leber an Kraft in die Fettverarbeitung stecken muss, fehlt ihr an anderer Stelle, zum Beispiel bei der Entgiftung, bei der Reinigung des Blutes oder bei der Regulation von Hormonen.

Besonders entscheidend ist, was dabei im Blut geschieht. Zu viel Fett macht das Blut dickflüssiger, es wird träge, verliert seine Beweglichkeit. Sauerstoff hat es dann schwerer, sich zu verteilen. Vor allem in der Leber entsteht dadurch ein Engpass. Sie braucht unbedingt Sauerstoff, um ihre Aufgaben zu erfüllen. Wird ihr dieser Sauerstoff entzogen, verliert sie an Kraft. Sie gerät in Rückstand, verliert an Atem, ähnlich wie ein Feuer, dem die Luft genommen wird.

Dein Körper kann nur heilen, wenn das Blut durchlässig und sauerstoffreich ist. Wenn es sich leicht bewegt, frei von Überlastung, bereit, Nährstoffe dorthin zu bringen, wo sie gebraucht werden. In diesem Zustand kann die Leber loslassen, alte Belastungen ausleiten und neue Impulse setzen. Wird das Blut hingegen durch eine dauerhafte Fettlast beschwert, kommt dieser Prozess zum Stillstand.

Und hier liegt einer der Gründe, warum viele Menschen nicht vorankommen. Sie verzichten bereits auf raffinierten Zucker, meiden verarbeitete Produkte, kochen frisch, greifen zu Bio-Qualität, aber dennoch fühlen sie sich müde, kämpfen mit Hautproblemen, nehmen nicht ab oder erleben Heißhunger. Die Ursache liegt häufig genau hier: in der unterschätzten Fettmenge, die sich durch den gesamten Tag zieht.

Ein weiterer Aspekt betrifft die Glukose. Natürlicher Zucker aus Früchten, Gemüse oder Honig ist kein Feind. Er ist eine lebenswichtige Energiequelle für deine Zellen, für dein Nervensystem, für die Nebennieren und auch für deine Leber. Doch wenn zu viel Fett im Blut ist, wird die Aufnahme dieser Glukose blockiert. Der Zucker zirkuliert im Blut, anstatt in den Zellen anzukommen. Es entsteht ein Mangel mitten im Überfluss und die Folge sind Erschöpfung, Reizbarkeit und Heißhunger. In der Regel Symptome, die oft fehlinterpretiert werden.

Fett ist wichtig, dein Körper braucht es. Für Zellmembranen, für bestimmte hormonelle Abläufe, für das Gefühl von Sättigung. Aber in Zeiten der Heilung, wenn dein Organismus belastet ist, wenn Altlasten im Gewebe lagern, wenn Entzündungen oder chronische Symptome bestehen, dann braucht dein Körper Raum. Und dieser Raum entsteht durch Entlastung. Das heißt weniger Fett, dafür aber mehr Lichtheit und mehr Durchlässigkeit.

Die Stunden des Vormittags sind entscheidend, denn in dieser Phase beginnt deine Leber mit ihrer täglichen Reinigungsarbeit. Sie will ausscheiden, sortieren, entlasten. Doch diese Arbeit wird ihr erschwert, wenn schon am Morgen Fett im Blutkreislauf zirkuliert. Wer sich vormittags fettfrei ernährt, mit frischem Obst, dampfgegartem Gemüse oder einem leichten, fettfreien Smoothie, schenkt der Leber genau das, was sie braucht. Nämlich Gelegenheit zur Tiefenarbeit.

Auch die übrigen Mahlzeiten lassen sich mit bewusster Wahl gestalten. Statt Avocado, Öl oder Nüssen bieten sich Alternativen an. Wie wäre es denn mal mit Kartoffeln und Kräutern, Salaten mit fruchtigen Dressings, Gemüsepfannen mit Brühe statt Öl. Wer naschen möchte, greift zu fettfreiem Trockenobst, frischem Obst oder einer fettarmen Dattelcreme. Es geht nicht darum, alles wegzulassen. Es geht darum, den Körper nicht täglich mit einer unsichtbaren Last zu überfordern.

Sobald du beginnst, deinen Fettkonsum wirklich zu sehen, verändert sich etwas. Denn dein Körper reagiert sofort. Das Blut wird freier, die Verdauung leichter, die Gedanken klarer. Du spürst, dass Energie wieder verfügbar wird, nicht durch mehr Anstrengung, sondern durch weniger Ballast.

Deine Leber ist ein sensibles Organ. Sie atmet mit deinem Blut, sie heilt in deinem Rhythmus. Was sie braucht, ist kein neues Superfood, kein weiterer Trend und auch kein Verzicht aus Angst. Was sie braucht, ist dein Verständnis und dieses Verständnis beginnt als erstes mit dem Hinsehen.

Heilung ist oft kein Tun, sie ist ein Lassen. Ein Weglassen dessen, was zu viel geworden ist. Merke dir, Fett ist kein Feind, aber zu viel davon ist ein Hindernis. Wer bereit ist, diesen Zusammenhang zu erkennen, gibt dem Körper die Möglichkeit, schnell in die Regeneration zu kommen.

Die Fettfalle ist leise, manchmal nicht sofort erkennbar, doch ihre Wirkung ist spürbar. Und die Entscheidung, ihr zu entkommen, liegt jeden Tag in deiner Hand.

Der stille Impuls deiner Seele

Es gibt ein Zuviel, das dich nicht nährt, sondern bindet. Nicht jede Fülle ist ein Geschenk, manche Fülle hält fest und manche Sättigung macht schwer.

Zu viel Fett im Körper ist nicht nur physiologisch, es ist energetisch. Das heißt, es blockiert deinen Energiefluss. Es legt sich wie ein Schleier über dein Leuchten, wie Nebel über einen klaren Morgen.

Dein Blut, einst Träger von Licht, von Sauerstoff, von Leben, wird zäh und deine Gedanken schwerer. Dein innerer Fluss wird gebremst. Aber dein Körper erinnert sich an Leichtigkeit. An das Gefühl, wenn alles frei fließt, wenn Klarheit vor Hunger kommt, wenn du nicht mehr mit Essen tröstest, sondern mit Bewusstsein nährst.

Heilung beginnt nicht mit „mehr“, sie beginnt mit einem Raum. Mit dem Moment, in dem du nicht mehr fragst, was du essen solltest, sondern was du loslassen kannst. In diesem Raum hört die Leber auf zu kämpfen und beginnt zu wirken. Still und kraftvoll.

Du musst nichts entbehren, um leicht zu werden. Du darfst nur erkennen, dass das Wesentliche oft in der Reduktion liegt, in der Lücke zwischen zwei Mahlzeiten. Im Mut, den Geschmack des Lebens nicht mit Fett zu überdecken. Schmecke ihn vielmehr, wie er wirklich ist. Und vielleicht wirst du dann plötzlich spüren, dass nicht du etwas loslässt, vielmehr lässt dich etwas frei.

Einladung zur Umsetzung

1. Beobachte deinen täglichen Fettkonsum, denn oft steckt in jeder Mahlzeit Fett.
2. Starte den Tag fettfrei: z. B. mit frischem Obst oder einem Smoothie ohne Nüsse, Samen oder Öle.
3. Reduziere bewusst pflanzliche Öle, Avocado, Nussmus, Samen, Dips, Aufstriche, aber auch tierische Fette.
4. Wähle mittags und abends öfter fettarme Alternativen: Gemüse, Kartoffeln, Salat ohne Öl mit einem fettfreien Dressing.

6. Der stille Entzündungsbrand

Was dein Geist längst weiß

Sie hatte ihn damals einfach dagelassen.

Nicht wütend und nicht mit Türenknallen. Aber mit einem letzten gedeckten Tisch. Zwei Teller, ein Brotkorb und der gute Honig, den sie eigentlich für den Besuch aufhob.

Sie wusste, dass er zurückkommen würde. Dass er wieder so tat, als sei nichts gewesen, eigentlich wie immer.

Aber an diesem Morgen hatte etwas in ihr nicht mehr mitgemacht. Vielleicht war es der Blick in den Spiegel, vielleicht aber auch das Gewicht der Dinge, die sich über Jahre in ihrem Innersten gestaut hatten.

Er hatte sie nie angeschrien, auch nie betrogen. Aber er hatte sie vergessen, Stück für Stück. Wie man sich an einen dumpfen Schmerz gewöhnt, der morgens schon mit am Tisch sitzt.

Was sie nicht wusste: Ihr Körper hatte alles erinnert. Er hatte jedes Nicht-Sehen gespeichert. Jede verbissene Ruhe und jede verschluckte Frage.

Es war viele Jahre später, als sie allein in der Küche stand und der Arztbericht vor ihr lag.

„Chronische Entzündung. Unklare Ursache."

Da fiel ihr dieser Morgen wieder ein. Der gedeckte Tisch, der leere Stuhl, die Teller und er, der nie zurückkam.

Und plötzlich verstand sie endlich, dass nicht das, was passiert war, sie krank gemacht hatte. Es war das, was sie nie fühlen durfte. Das, was sie still hielt, um zu bleiben.

Die Entzündung war kein Fehler, sie war die Stimme, die endlich laut wurde, weil sie zu lange überhört worden war.

Sie setzte sich ganz still und aß einen Löffel Honig. Nicht aus Trotz, eher als stilles „Ja“ zu sich selbst.

Und in diesem Augenblick, zum ersten Mal seit vielen Jahren, war da ein leiser Gedanke.

„Ich werde zurückkehren, aber nicht zu ihm, sondern nur zu mir.“

Dein Körper spricht mit dir

In der modernen Medizin gibt es ein zentrales Thema, das bei nahezu allen chronischen Erkrankungen auftaucht. Es ist die Entzündung. Ob du mit Gelenkschmerzen zu tun hast, unter Hautausschlägen leidest, eine Autoimmunerkrankung hast oder mit Erkrankungen wie Diabetes, Alzheimer oder Migräne kämpfst, häufig liegt ein entzündlicher Prozess zugrunde. Er bleibt oft unerkannt, weil er nicht laut ist. Diese Art von Entzündung verläuft unterschwellig, oft über Jahre hinweg.

Die gängige medizinische Erklärung beschreibt Entzündungen als übersteigerte Reaktion des Immunsystems. Dein Körper, so heißt es, würde sich gegen sich selbst richten. Diese Idee hat sich vor allem im Zusammenhang mit Autoimmunerkrankungen verbreitet, doch sie führt in eine Sackgasse. Denn sie geht davon aus, dass dein Körper einen Fehler macht, dass er irrational handelt und sich selbst angreift. Damit wird ein System abgewertet, das in Wahrheit hochintelligent agiert.

Was in der schulmedizinischen Betrachtung oft ausgeblendet wird, ist die tatsächliche Ursache vieler dieser Entzündungsprozesse. Es sind Krankheitserreger und Umweltgifte, die deinem Körper täglich begegnen und ihn langfristig herausfordern. Viren, Bakterien, Pilze oder Parasiten können sich in deinem Gewebe einnisten und dort über Jahre hinweg aktiv bleiben. Gleichzeitig reichern sich toxische Substanzen an, zum Beispiel Schwermetalle, Pestizide, Lösungsmittel oder andere Rückstände aus der Umwelt. Besonders betroffen davon sind deine Leber, dein Darm und dein Nervensystem.

Diese Belastung bleibt oft unbemerkt, doch dein Immunsystem registriert sie. Es bleibt wachsam. Und genau das ist der Punkt, an dem

Entzündung entsteht. Es ist kein Zeichen von Schwäche, es ist Ausdruck eines gezielten Abwehrprozesses. Denn dein Körper versucht dich zu schützen, er entzündet sich nicht ohne Grund. Er reagiert nur auf das, was ihn bedroht. Oder anders gesagt, er kämpft gegen das, was nicht zu ihm gehört.

Diese Abwehr kostet Kraft, denn der Körper hält diesen Zustand oft über lange Zeit aufrecht. Du spürst die Folgen in Form von Erschöpfung, Schmerzen, Konzentrationsschwierigkeiten oder Verdauungsproblemen. Das Immunsystem arbeitet rund um die Uhr, während du versuchst, deinen Alltag zu bewältigen. Medikamente wie Kortison oder andere Entzündungshemmer können die Symptome dämpfen, doch sie verändern nichts an der eigentlichen Ursache. Sie bringen vorübergehend Ruhe, ohne das Problem zu lösen. Es ist, als würdest du einen Feueralarm abschalten, während das Feuer weiter brennt.

Die wirksame Lösung beginnt nicht mit der Unterdrückung, sondern mit dem Erkennen. Du kannst deinem Körper helfen, wenn du ihm die Nahrung entziehst, die Krankheitserreger stark macht. Denn viele dieser Erreger leben nicht von selbst, sie brauchen Substanzen, die du ihnen unwissentlich zur Verfügung stellst. Milchprodukte, raffinierter Zucker, bestimmte Zusatzstoffe, verarbeitete Öle oder Hefeextrakte sind für manche Viren ein ideales Nährmedium. Mit jedem Verzehr dieser Lebensmittel bekommen sie, was sie benötigen, um sich auszubreiten. Gleichzeitig produzieren sie Stoffwechselrückstände, die dein Nervensystem belasten und entzündliche Reaktionen noch verstärken.

Du spürst natürlich das Ergebnis. Es zeigt sich in Symptomen, die du vielleicht nicht gleich einordnen kannst. Müdigkeit, Hautreaktionen, Nervosität, Schwindel oder ein benebelter Kopf sind oft Ausdruck einer stillen Überforderung deines Systems. Viele behandeln diese Symptome isoliert, ohne zu ahnen, dass sie Ausdruck eines einzigen zugrunde liegenden Prozesses sind, eines chronischen Entzündungszustands, der sich langsam in das Leben eingeschlichen hat.

Doch gerade in dieser Erkenntnis liegt auch die Chance. Denn wenn du beginnst, deine Ernährung zu verändern, wenn du verstehst, welche Lebensmittel dich belasten und welche dich entlasten, öffnet sich ein neuer Weg. Es geht nicht um Diät, nicht um Verzicht, auch nicht um Kontrolle. Es geht um Entscheidung. Jeden Tag treffen wir Entscheidungen. Nehmen wir die Bahn oder doch das Auto, halten wir beim Bäcker oder fahren wir weiter, gehen wir ins Fitnessstudio oder bleiben wir zu Hause. So kannst du dich auch entscheiden, bestimmte Lebensmittel wegzulassen.

Mit jeder Mahlzeit, die frei von Milchprodukten ist, mit jedem Tag, an dem du keinen industriellen Zucker konsumierst, mit jedem Glas reinen Wassers gibst du deinem Körper die Möglichkeit, sich zu beruhigen. Die Erreger verlieren ihren Nährboden und die Rückstände werden weniger. Somit hat dein Immunsystem weniger zu tun, es kann endlich mal zur Ruhe kommen. Du spürst diese Veränderung nicht sofort, doch sie setzt Schritt für Schritt ein.

Bestimmte Lebensmittel helfen dir dabei besonders. Frisches Blattgrün, Gurken, Wildheidelbeeren, Spargel oder rohe Honige enthalten natürliche Stoffe, die antimikrobiell wirken. Sie bekämpfen nicht das Immunsystem, sondern unterstützen es. Sie lindern die innere Hitze, ohne Nebenwirkungen zu erzeugen. Sie versorgen dich mit Nährstoffen, die deine Zellen brauchen, um zu regenerieren.

Wichtig ist auch, was du weglässt. Nicht eine einzige Mahlzeit bringt dich aus dem Gleichgewicht, sondern das, was du täglich und regelmäßig konsumierst. Wenn du diese Quellen reduzierst, wenn du beginnst, bewusster zu wählen, veränderst du dein inneres Milieu. Du entziehst dem Feuer den Brennstoff und gibst somit dem Körper die Möglichkeit, zu heilen.

Du wirst feststellen, dass dieser Weg nicht immer leicht ist. Vieles, was heute zu deinem Alltag gehört, ist tief eingebettet in Gewohnheiten, in Routinen, in familiäre oder kulturelle Muster. Käse zum Frühstück, Joghurt am Nachmittag, ein Stück Kuchen zwischendurch, all das scheint harmlos. Doch für deinen Körper, der seit Jahren kämpft, können sie zur Belastung werden.

Wenn du begreifst, warum dein Körper reagiert und wenn du die Zusammenhänge erkennst, entsteht ein neues Verständnis. Dann wird

Ernährung nicht mehr zur Nebensache, sie wird zu einem Werkzeug. Du entscheidest, womit du deinen Körper konfrontierst. Du entscheidest, ob du ihn weiter forderst oder ob du ihm die Chance gibst, zur Ruhe zu kommen.

Der stille Entzündungsbrand kann gelöscht werden. Nicht durch Druck und auch nicht durch Medikamente allein. Als Erstes braucht es Verständnis. Wenn du dann bereit bist, neue Wege zu gehen, wenn du die Ursachen erkennst und ihnen den Nährboden entziehst, verändert sich auch dein Zustand. Nicht über Nacht, aber auf jeden Fall nachhaltig. Du gibst deinem Körper endlich zurück, was er so lange vermisst hat. Nämlich die Möglichkeit, sich zu regenerieren, und zwar in seinem Tempo und in seinem Rhythmus.

Der stille Impuls deiner Seele

Wenn dein Körper brennt, sucht er keine Kontrolle, er braucht Mitgefühl.

Manchmal ist da ein leiser Schmerz, der kein Schmerz ist, sondern Müdigkeit. Vielleicht auch Druck und Überforderung. Kein Fieber, kein sichtbares Zeichen und doch tobt ein Feuer richtig tief in dir. Es wird nicht gehört und schon gar nicht verstanden.

Dein Körper ist kein Gegner, er zündet sich nicht selbst an. Er schreit nicht aus Laune, sondern weil etwas ihn verletzt. Und das oft schon seit Jahren.

Es sind die kleinen Tropfen, die den Brand nähren. Ein Lebensmittel, das nicht zu dir passt, ein Gedanke, der dich jeden Tag schwächt, oder ein Lebensrhythmus, der nicht mehr deiner ist.

Dein Immunsystem kämpft immer für dich, niemals gegen dich. Es kämpft gegen das, was nicht zu dir gehört. Zum Beispiel Erreger, die du nicht eingeladen hast, oder Lasten, die du längst nicht mehr tragen musst.

Und in diesem Kampf sucht dein Körper kein Urteil, er sucht einfach eine Entscheidung. Für Ruhe und für Frieden.

Du musst das Feuer nicht bekämpfen, du darfst es löschen. Indem du dich erinnerst, dass Heilung kein Krieg ist. Es ist die Rückkehr zu deinem natürlichen Zustand.

Einladung zur Umsetzung

1. Verzichte für die nächsten 7 Tage konsequent auf Milchprodukte, Käse, Joghurt und Sahne und schau, was mit deinem Körper passiert.
2. Streiche industriellen Zucker, Hefeextrakte und Fertigprodukte von deinem Speiseplan.
3. Integriere zusätzlich täglich entzündungshemmende Lebensmittel wie Wildheidelbeeren, Gurken, Blattgrün oder Honig (roh, naturbelassen).

7. Was deine Gelüste dir sagen

Was dein Geist längst weiß

Es war spät. Die Stadt war still und das Restaurant schon leer.

Nur sie beide blieben noch, an einem kleinen Tisch mit zwei Gläsern Wasser und einer Spannung, die niemand laut aussprach.

Ihre Gespräche waren voll Leichtigkeit, doch darunter ein Knistern, das älter war als Worte. Als hätten ihre Körper sich längst entschieden und warteten nur darauf, dass der Verstand aufhört zu stören.

Er beugte sich näher, nicht bedrohlich, nur neugierig. Und sie spürte, wie ihre Haut reagierte, bevor sie es selbst verstand.

„Ich hab' Lust auf dich", sagte er leise. Und es war kein Satz, den er gelernt hatte. Es war ein Eingeständnis, ein Gelüst.

Sie hielt inne und fragte sich: Ist das mein Begehren oder meine Leere? Ist das Hunger oder ein echter Ruf?

In diesem Augenblick erinnerte sie sich an all die Male, wo sie Gelüste verwechselt hatte mit Trost. Wo sie Nähe genommen hatte, um Distanz nicht spüren zu müssen.

Und sie sah ihn ganz offen und zärtlich an.

„Ich hab' auch Lust", sagte sie. „Aber nicht auf ein Feuer, das verbrennt, sondern auf eines, das wärmt."

Er schwieg und küsste sie nicht, noch nicht.

Weil der Moment heilig war. Und sie beide spürten, dass Gelüste nicht immer gestillt werden müssen, um erfüllend zu sein.

Dein Körper spricht mit dir

Vielleicht kennst du das, du beginnst deinen Tag und noch bevor du richtig im Leben angekommen bist, entsteht ein deutliches Verlangen nach etwas Süßem. Ein Stück Schokolade, ein Brötchen mit Marmelade oder der gewohnte Cappuccino mit Karamellsirup. Am Abend wiederholt sich das Ganze. Du sitzt auf dem Sofa, eigentlich satt, und plötzlich taucht das Bedürfnis nach Chips oder etwas Deftigem auf. Viele erleben solche Situationen mit Scham. Sie glauben, sich nicht im Griff zu haben, schwach zu sein oder versagt zu haben.

Doch was, wenn das nicht stimmt? Was, wenn deine Gelüste kein Zeichen von Kontrollverlust sind, sondern nur Hinweise? Was, wenn sie dir nicht sagen wollen, dass du dich falsch verhältst, vielmehr dass dir etwas fehlt? Etwas Reales oder Körperliches?

Wenn du nun beginnst, Heißhunger nicht mehr zu verurteilen und stattdessen als Hinweis zu deuten, verändert sich dein Blick auf Ernährung grundlegend. Denn Gelüste sind kein Zufall, sie sind nicht bedeutungslos. Und sie sind schon gar nicht Zeichen mangelnder Disziplin. Sie sind eine Sprache, mit der dein Körper zu dir spricht. Und je besser du lernst, diese Sprache zu verstehen, desto klarer wird dir, was dein System tatsächlich braucht.

Eines der häufigsten Signale betrifft den Wunsch nach Süßem. Viele versuchen, diesem Bedürfnis mit Disziplin zu begegnen. Doch das Verlangen nach Zucker ist meist ein Ausdruck von Mangel, genauer gesagt von einem Mangel an Glukose. Dein Gehirn benötigt Glukose, deine Leber ebenfalls. Auch deine Nebennieren arbeiten nur dann stabil, wenn sie mit ausreichend natürlichem Zucker versorgt sind. Es geht nicht um Industriezucker, es geht um den Zucker aus echten Lebensmitteln wie in Bananen, Datteln, Mango, Feigen, Äpfeln, Honigmelonen oder Weintrauben.

Wenn du diese natürlichen Zuckerquellen meidest, beginnt dein Körper zu reagieren. Er versucht sich zu helfen, greift jedoch oft zu den schnell verfügbaren Varianten: Süßigkeiten, Gebäck, Schokolade. Doch diese Formen von Zucker sind keine echte Lösung, denn sie reizen dein System, überfordern die Bauchspeicheldrüse, fördern Entzündungen und begünstigen die Vermehrung von krankmachenden Keimen.

Die eigentliche Antwort liegt im natürlichen Zucker. Reife Bananen, Datteln, frische Smoothies aus Mango, Heidelbeeren oder Trauben können deinem Körper das geben, was er wirklich braucht. Wenn du morgens mit Obst oder frisch gepresstem Saft beginnst, wirst du merken, wie sich das Verlangen nach Süßem beruhigt.

Ein anderes starkes Bedürfnis zeigt sich in der Lust auf Fettiges oder Salziges wie Chips, Käse, Fast Food. Viele Betroffene erleben diese Gelüste besonders am Abend. Auch hier lohnt es sich hinzuschauen, da dein Körper versucht, einen bestimmten Zustand zu erreichen. Fette dämpfen nämlich die Nervenaktivität, sie erzeugen kurzfristig ein Gefühl von Ruhe, Sicherheit und Erdung. Wenn du angespannt bist, unter innerem Druck stehst oder kaum zur Ruhe kommst, sucht dein Körper nach etwas, das dich beruhigt. Und oft landet er da bei fettigen Speisen.

Doch es steckt noch viel mehr dahinter. Das Bedürfnis nach Fett und Salz kann auch auf einen Mangel an Mineralstoffen hinweisen. Kalium, Natrium, Magnesium, all diese Stoffe werden bei Stress verstärkt verbraucht. Wenn deine Nebennieren überlastet sind, wenn du dich ausgezehrt fühlst oder deine Energie nicht regenerieren kannst, meldet sich dein Körper. Er bittet dann um Unterstützung. Fettiges Essen ist somit sein Notruf.

Und an dieser Stelle kannst du gezielt helfen. Mit Gurkensaft aus frisch entsafteten Salatgurken versorgst du deinen Körper mit natürlichem Natrium. Mit Süßkartoffeln, Mangold und Spinat füllst du den Kaliumspeicher. Bananen geben dir Glukose und zugleich sanfte Nervenberuhigung. Grünes Blattgemüse und Wildkräuter bringen eine Fülle an bioverfügbaren Mikronährstoffen zurück in deinen Kreislauf ohne die Belastung, die verarbeitete Produkte mit sich ziehen.

Ein drittes weit verbreitetes Verlangen ist das nach Koffein. Der Morgenkaffee ist für viele mehr als nur ein Getränk, er ist ein Anker. Doch hinter diesem Verlangen steckt oft nicht Gewohnheit, vielmehr ist es ein deutliches Zeichen für Erschöpfung. Eine überforderte Leber, geschwächte Nebennieren und ein Nervensystem, das am Limit arbeitet, suchen nach Energie.

Kaffee liefert kurzfristige Aktivierung, jedoch um einen hohen Preis. Er entwässert, reizt die Leber, verschärft Erschöpfung und führt zu einem Kreislauf, in dem der Körper immer häufiger nach dem Reiz verlangt. Die nachhaltige Lösung beginnt am Morgen. Ein Glas lauwarmes Zitronenwasser weckt deine Leber sanft und Obst am Vormittag gibt dir echte Energie. So entwickelt sich im Laufe der Zeit ein neues Gefühl von Wachheit.

In all diesen Beispielen zeigt sich eine einfache Wahrheit. Dein Körper ist kein Gegner, er ist wundervoll, denn er spricht zu dir, indem er Signale sendet. Er zeigt dir über Gelüste, was aus dem Gleichgewicht geraten ist, denn er möchte dich einfach nur zurückholen.

Wenn du nun beginnst, diese Zeichen nicht mehr als Schwäche zu sehen und stattdessen als Hinweise zu verstehen, entsteht ein neues Verständnis. Aus dem Verlangen, zum Beispiel Heißhunger, wird ein Wegweiser. Aus dem Impuls, zum Beispiel der Griff zur Schokolade, entsteht eine Einladung zur Fürsorge. Aus einem scheinbar unkontrollierten Reflex wird ein Moment echter Zuwendung. Du kannst dich fragen: Was brauchen mein Körper und mein Nervensystem wirklich?

Du wirst merken, wie sich dein Verhältnis zu Essen verändert. Wie du nicht mehr kämpfst und auch nicht mehr gegen dich arbeitest, sondern mit dir in Kontakt kommst. Denn dein Körper hat nie aufgehört, dich zu führen, er hat dich auch nie verurteilt. Er hat dir einfach immer wieder gezeigt, was fehlt. Jetzt liegt es an dir, zuzuhören.

Der stille Impuls deiner Seele

Nicht jedes Verlangen ist ein Mangel und nicht jedes Gelüst ein Fehler. Manche Gelüste kommen nicht aus dem Bauch, sie kommen aus dem tiefsten Inneren deiner Seele und sie wollen dich erinnern. An Wärme, an Nähe und an Lebendigkeit. An das, was du zu lange verschoben hast.

Denn in Wahrheit ist dein Körper nicht schwach, er ist einfach nur ehrlich.

Gelüste sind nicht immer ein Zeichen von Ungleichgewicht, stattdessen manchmal ein Ruf nach Verbundenheit. Mit dir und mit dem Moment. Mit einem Menschen, bei dem du wieder spürst, dass du fühlst.

Doch es braucht Achtsamkeit, um zu erkennen, wo dein Verlangen dich nähren will und wo es dich nur betäuben möchte. Willst du fliehen oder wirklich da sein? Echte Nähe beginnt nicht mit Berührung, sie beginnt mit Wahrheit. Mit dem Mut, hinzuspüren. Was brauche ich wirklich? Und was projiziere ich nur auf jemanden, der mir gerade das zu versprechen scheint, was ich mir selbst nicht geben kann?

Wenn du das erkennst, wird dein Verlangen nicht kleiner, aber klarer und wahrer. Denn du bist kein Spielball deiner Gelüste. Du bist das Bewusstsein, das sie lesen kann.

Einladung zur Umsetzung

1. Achte in den nächsten Tagen bewusst auf deine Gelüste. Notiere dir, wann sie auftreten, was du dir wünschst und vor allem, wie du dich vorher gefühlt hast.
2. Versuche dein Bedürfnis nicht zu bewerten, eher zu hinterfragen, zum Beispiel:
   - Brauche ich gerade Energie? Dann greife zu süßem Obst oder einem frischen Smoothie.
   - Fühle ich mich gestresst oder unsicher? Dann helfen dir beruhigende Lebensmittel wie Süßkartoffeln, gedämpftes Gemüse oder Gurkensaft.
   - Bin ich einfach nur müde? Dann probiere es mal mit Zitronenwasser und frischem Fruchtsaft statt Kaffee.
3. Beobachte, wie sich deine Gelüste verändern, wenn du deinem Körper gibst, was er wirklich braucht.

WOCHE 2

Wahrheit & Wandel – Was dir und deinem Körper wirklich guttut

8. Die größten Ernährungsmythen

Was dein Geist längst weiß

Sie saß am Tisch, die Gabel halb in der Luft, und fragte sich zum zehnten Mal in dieser Woche, ob sie nun wieder zu viel gegessen hatte. Der Salat war groß, vielleicht zu groß und das Dressing hatte Öl, vielleicht zu viel. Und der Apfel zum Nachtisch, war das jetzt schon wieder Zucker?

Lara war 34 und konnte Kalorien im Kopf jonglieren wie andere Vokabeln. Ihr Kühlschrank war voll von „Clean-Eating"-Produkten, proteinreichen Broten, fermentierten Shots. Und doch, etwas in ihr blieb leer.

An diesem Abend rief sie ihre Mutter an, einfach so. Oder vielleicht doch nicht einfach so. Vielleicht weil der leere Bauch irgendwann auch nach einer anderen Art von Nahrung ruft.

„Was hast du früher eigentlich für uns gekocht?", fragte Lara leise.

Die Mutter lachte, aber nicht spöttisch. Es war wie ein Lachen voller Erinnerung.

„Was wir hatten. Kartoffeln, Möhrengemüse, Grießbrei, manchmal Apfelkompott. Warum?"

Lara schwieg einen Moment. Dann sagte sie:

„Weil ich mich an nichts erinnere, was ich berechnet habe, aber ich erinnere, wie es sich angefühlt hat."

In dieser Nacht kochte sie sich genau das. Kartoffeln mit Möhren, ein Löffel Apfelmus.

Und während sie aß, merkte sie, dass ihr Körper zum ersten Mal seit Langem still war. Er war satt und friedlich.

Und da verstand sie, es war nicht das Essen, das krank gemacht hatte, es war das Misstrauen und die Trennung. Der ständige Versuch, den Körper zu beherrschen, statt ihm zu begegnen.

An diesem Abend, ganz ohne Diät und ohne Plan, begann Lara sich „zurückzuessen“ in ihr Vertrauen.

Dein Körper spricht mit dir

Du lebst in einer Zeit, in der Ernährungstipps mehr Verwirrung stiften, als Orientierung zu geben. Täglich begegnen dir neue Regeln, neue Trends und neue Versprechen. Diäten werben mit schnellen Erfolgen, mit sichtbaren Ergebnissen, mit Zahlen, die sich messen lassen. Doch was oberflächlich betrachtet wie Fortschritt wirkt, fordert im Inneren einen Preis, den viele Menschen erst dann bemerken, wenn der Körper längst überfordert ist.

Die Leber, das zentrale Organ deiner inneren Reinigung, wird in den wenigsten dieser Konzepte verstanden. Die Nebennieren, zuständig für deine Stressantwort, geraten unter Druck, ohne dass du es bemerkst. Dein zentrales Nervensystem wird durch viele dieser Methoden überreizt und erschöpft. Und genau das geschieht in einem Tempo, das sich nicht in einer Zahl auf der Waage oder in einem Laborwert widerspiegelt, sondern in einer leisen Erschöpfung, die sich langsam in dein Leben einschleicht.

Ein Beispiel dafür ist das Intervallfasten. Der Gedanke dahinter klingt zunächst nachvollziehbar. Du gibst deinem Körper lange Pausen, in denen er keine Nahrung verdauen muss. Die populärste Variante, die 16:8-Methode, verspricht mehr Energie, bessere Konzentration und eine Entlastung der Verdauung. Doch schon nach ein bis zwei Stunden ohne Glukosezufuhr beginnt dein Körper, sich anders zu verhalten. Die Nebennieren reagieren mit einer Ausschüttung von Adrenalin, um den Blutzucker stabil zu halten. Dieser Prozess ist kein Zeichen innerer Reinigung, es ist ein Überlebensmechanismus. Adrenalin wird freigesetzt, weil dein Körper Energie braucht, die du ihm nicht gibst. Dieses Stresshormon beeinflusst nicht nur dein Nervensystem, vielmehr reizt es auch deinen Verdauungstrakt, stört deine Hormonbalance und fördert unterschwellige Entzündungen. Auf Dauer kann dies zu Angstzuständen, Schlafstörungen, Hormonungleichgewichten sowie chronischer Müdigkeit führen.

Ein weiterer weitverbreiteter Ansatz ist die ketogene Ernährung. Ziel ist es, den Körper dazu zu bringen, Fett als Hauptenergiequelle zu nutzen. Das funktioniert, indem Kohlenhydrate drastisch reduziert werden. Kurzfristig kann das Gewicht sinken, doch auf Zellebene entsteht ein Problem. Dein Gehirn, dein Nervensystem und deine Leber sind auf Glukose angewiesen. Wenn du sie ihnen entziehst, müssen sie auf Notprogramme umsteigen. Auch hier wird vermehrt Adrenalin ausgeschüttet, um den Energiemangel auszugleichen. Die Leber wird gezwungen, Glukose aus Eiweiß oder Fett zu rekonstruieren. Dieser Prozess ist belastend und langfristig schädlich. Die Leber, die ohnehin täglich unzählige Aufgaben erfüllt, kann ihre eigentlichen Funktionen nicht mehr optimal wahrnehmen. Sie wird geschwächt, anstatt unterstützt.

Low-Carb-Diäten gehen in eine ähnliche Richtung. Sie reduzieren die Kohlenhydrate massiv und ersetzen sie durch Proteine und Fette. Das Problem dabei ist nicht der kurzfristige Gewichtsverlust, hier spielt der Mangel an Glukose eine große Rolle. Ohne sie kann die Leber Giftstoffe nicht effektiv binden und ausscheiden. Der Körper verliert somit an Energie und seine Entgiftungsfähigkeit sinkt. Müdigkeit, Hautprobleme, depressive Verstimmungen und Verdauungsstörungen können die Folge sein. Nur selten wird in Betracht gezogen, dass diese Symptome nicht auf eine Krankheit zurückgehen, stattdessen ist es ein dauerhafter Mangel an lebenswichtigen Nährstoffen.

Auch die Paleo-Ernährung, die sich an der Steinzeit orientiert, verspricht eine Rückkehr zu natürlichen Lebensmitteln. Sie meidet Getreide, Hülsenfrüchte und Milchprodukte. Der Fokus liegt auf tierischen Produkten, Gemüse, Nüssen und Samen. Was dabei übersehen wird: Dein Körper lebt nicht in der Steinzeit. Er ist täglich neuen Belastungen ausgesetzt, die vor Tausenden Jahren nicht existierten.

Schadstoffe, Strahlung, virale Belastungen, Schwermetalle und chronischer Stress verlangen nach anderen Nährstoffen. Dein Körper braucht heute vor allem Glukose aus frischem Obst, sekundäre Pflanzenstoffe, blattreiches Gemüse, Wildkräuter und eine möglichst breite Palette pflanzlicher Vitalstoffe. Eine Ernährung, die stark auf tierischen Produkten basiert, auch wenn diese von hoher Qualität sind, bringt zusätzliche Last für die Leber und den Darm.

Ein anderer populärer Irrtum ist das Kalorienzählen. Die Logik ist simpel: Wer weniger isst, nimmt ab. Doch dein Körper ist kein einfaches System mit Ein- und Ausgang. Eine reduzierte Kalorienzufuhr bedeutet nicht automatisch mehr Gesundheit. Häufig fehlt es dabei an wichtigen Nährstoffen, an ausreichend Glukose für die Leber, an essenziellen Bausteinen für dein Gehirn. Hinzu kommt der psychische Stress. Wer ständig zählt, wägt ab, kontrolliert, setzt sich unter Druck. Und dieser Druck führt zur Ausschüttung von Stresshormonen, die den Körper in einen Alarmzustand versetzen. Das intuitive Gefühl für Hunger, Sättigung und Wohlbefinden geht verloren.

Auch Trennkost, Blutgruppendiäten oder Stoffwechselkuren basieren oft auf einem Missverständnis. Sie setzen bei Symptomen an, versuchen Gewicht, Verdauung oder Blutzucker zu regulieren. Doch sie betrachten nicht die wahren Ursachen. Die Belastungen, die heute zu Krankheit führen, liegen tiefer. Es sind virale Belastungen, Altlasten in der Leber, Schwermetalle, Zusatzstoffe und hormonelle Dysbalancen. Keine dieser Diäten beseitigt diese Ursachen. Deshalb bleibt der Zustand instabil. Viele Menschen springen von einem Konzept zum nächsten, verzichten auf ganze Lebensmittelgruppen, vergleichen Ergebnisse, hoffen auf Veränderung und bleiben letztendlich doch in einem Gefühl der Unsicherheit gefangen.

Was dir fehlt, ist keine neue Diät. Es ist eine Ernährung, die nährt und nicht entzieht, die dich nicht ständig fordert. Es sollte eine Ernährung sein, die dir erlaubt aufzutanken. Du brauchst eine Form der Ernährung, die die Leber entlastet, Glukose bereitstellt, Zellfunktionen unterstützt und dich in deinem Alltag trägt. Du brauchst echtes Essen, reifes Obst, Blattgemüse, frische Kräuter. Stärkehaltige

Pflanzen wie Kartoffeln oder Kürbis. Lebendige Nahrungsmittel mit echter Wirkung.

Es gibt keine Abkürzung zur Heilung, kein universelles Ernährungssystem, das zu jedem passt. Was dich wirklich weiterbringt, ist eine tägliche Entscheidung für das Einfache. Obst am Morgen, Gemüse zu jeder Mahlzeit und Sättigung durch natürliche Lebensmittel, nicht durch Ersatzprodukte. Pausen, die dem Körper Raum geben, aber keine Panik auslösen. Glukose, die nicht verdächtigt wird, sondern als das verstanden wird, was sie ist: Treibstoff für dein gesamtes System.

Wenn du beginnst, die Mythen hinter dir zu lassen, kehrst du zu einer einfachen, aber intelligenten Ernährung zurück. Einer Ernährung, die nicht mit Dogmen arbeitet, vielmehr mit echtem Verständnis für deinen Körper. Nicht Kontrolle führt zur Heilung. Was dich weiterbringt, ist die Verbindung zu deinem Körper. Sie entsteht in dem Moment, in dem du beginnst, ihm das zu geben, was er wirklich braucht: verlässliche Energie, tägliche Unterstützung, Ruhe in den Organen und lebendige Nahrung.

Der stille Impuls deiner Seele

Wir Menschen leben in einer Zeit, in der fast alles messbar geworden ist: Kalorien, Makros, Blutwerte usw. Und doch entgleitet uns das, was einst selbstverständlich war, nämlich das Spüren, das Vertrauen, das innere Wissen.

Wie wir essen, ist längst kein Akt der Verbundenheit mehr, es ist oft ein Akt der Kontrolle geworden. Doch deine Zellen zählen keine Punkte, dein Herz kennt keine App und dein Körper fragt nicht nach Trends, er sehnt sich einfach nach Erinnerung. Erinnerung an ein Leben, in dem Nahrung noch Medizin war. An ein Gefühl, bei dem es nicht um Regeln ging, nur um das Vertrauen, dass das, was aus der Erde wächst, auch zu dir gehört.

Vielleicht spürst du manchmal diese Müdigkeit … nicht vom Hunger, eher vom Suchen. Nicht vom Zuviel, eher vom Nicht-mehr-Wissen.

Doch genau da darfst du ansetzen. Dort, wo Essen wieder Nähe wird, dort, wo du nicht abwägen musst. Genau da, wo du fühlen darfst.

Wenn du bereit bist, all das zu hinterfragen, was man dir beigebracht hat, beginnt eine neue Wahrheit zu wirken wie ein inneres Erinnern. Du brauchst keine Diät, nur eine Rückverbindung.

Einladung zur Umsetzung

1. Beginne morgen mit einer Mahlzeit, die deinem Körper wirklich guttut. Beispielsweise ein Teller Obst, ein Obst-Smoothie oder ein gedämpftes Gemüsegericht.
2. Lass Kalorien, Pläne und Konzepte für einen Moment los und beobachte, wie du dich fühlst. Dein Körper weiß den Weg.

9. Die wahre Ursache von Krankheit

Was dein Geist längst weiß

Es war ein grauer Nachmittag, als Clara den Tierarzt anrief.

Ihr Hund, Balu, war alt geworden, sehr alt. Seit Wochen hatte er kaum noch gefressen, stand manchmal orientierungslos im Flur und zitterte nachts im Schlaf.

„Vielleicht ist es an der Zeit“, hatte ihr Nachbar gesagt, vorsichtig, aber bestimmt.

Clara nickte. Doch etwas in ihr sträubte sich. Nicht gegen das Sterben, nur gegen die Eile.

Sie fuhr mit Balu in die Praxis.

Der Tierarzt tastete den Körper ab, hörte ab, schwieg. „Die Organe sind schwach, das Herz lahmt. Ich kann ihm Medikamente geben, aber ... das wird ihn nicht heilen.“

Clara schwieg. Dann fragte sie leise:

„Was wäre, wenn er gar nicht krank ist?“

Der Tierarzt sah sie an. Sie meinte es ernst.

Zu Hause stellte sie sein Körbchen ans Licht. Sie sprach mit ihm, sang für ihn, las ihm alte Briefe vor, legte ihm frische Kräuter ans Fell und träufelte reines Wasser über seine Stirn. Sie behandelte ihn nicht wie ein Tier, eher wie ein Wesen, das etwas tragen musste, was niemand sehen konnte.

Es dauerte nicht lange und Balu fraß wieder. Nicht viel, aber genug, um ihr Herz zu berühren. Er atmete ruhiger und schlief tiefer.

Und dann, eines Morgens, stand er auf, tapste zur Tür und bellte laut. Von da an begannen sie ihre Tage wieder mit kleinen Spaziergängen.

Und während Clara ihm zusah, wie er im Gras schnüffelte, verstand sie: Manchmal ist es nicht der Körper, der versagt. Manchmal ist es die Last, die zu lange getragen wurde. Und wenn jemand sie dir abnimmt, kommt das Leben wieder zurück.

Dein Körper spricht mit dir

Im Laufe des Lebens begegnet ein Großteil der Bevölkerung einer Diagnose, mit der er nicht gerechnet hat. Oft beginnt alles mit unspezifischen Symptomen. Müdigkeit, körperliche Schmerzen, Verdauungsprobleme, Hautreaktionen, häufige Infekte oder Konzentrationsschwierigkeiten treten scheinbar ohne Zusammenhang auf. Erst wenn ein Name für das Geschehen gefunden wird, richtet sich die Aufmerksamkeit auf die Behandlung. Doch was dabei oft unbeachtet bleibt, ist der Ursprung des Problems. Die medizinische Diagnostik verlagert den Fokus häufig auf Vererbung, Immunprozesse oder den natürlichen Alterungsprozess. Dabei übergeht sie eine der grundlegendsten Dynamiken im menschlichen Körper: die gleichzeitige Belastung durch Krankheitserreger und angesammelte Giftstoffe.

Chronische und auch akute Erkrankungen entwickeln sich häufig über Jahre hinweg. Zwei Hauptfaktoren stehen dabei im Zentrum. Zum einen pathogene Mikroorganismen und zum anderen toxische Rückstände. Wenn dieser Zusammenhang unbeachtet bleibt, wird die Behandlung in vielen Fällen keine nachhaltige Wirkung entfalten.

Erreger wie bestimmte Stämme des Epstein-Barr-Virus, Herpesviren, Streptokokken oder Clostridien gelangen oft bereits früh in das System eines Menschen. Es gibt Hinweise darauf, dass einige bereits während der Schwangerschaft oder kurz nach der Geburt in den Körper gelangen können. Diese Mikroorganismen siedeln sich in Geweben an, breiten sich in Organen oder entlang von Nervenstrukturen aus und verbleiben dort in einem latenten Zustand. Solange das Immunsystem stabil ist, bleibt die Vermehrung dieser Erreger begrenzt. Doch sobald ein zusätzlicher Reiz hinzukommt, kann sich das Gleichgewicht verschieben. Ein chirurgischer Eingriff, eine Stressphase, hormonelle Umstellungen oder eine plötzliche Veränderung in der Ernährung können ausreichen, um den Rückhalt des Immunsystems zu schwächen. In dieser Phase beginnen die Erreger aktiv zu werden.

Die dabei entstehenden Stoffwechselprodukte wirken toxisch auf den Organismus. Einige dieser Substanzen reizen gezielt die Nerven, lösen Entzündungsprozesse aus oder beeinträchtigen die Funktion bestimmter Organe. Man spricht hier unter anderem von Neurotoxinen oder Dermatoxinen. Ihre Wirkung ist häufig nicht lokal begrenzt, sondern betrifft mehrere Systeme gleichzeitig. Müdigkeit, Muskel- oder Gelenkschmerzen, Verdauungsstörungen, Hautprobleme, Schilddrüsenveränderungen oder neurologische Symptome sind typische Folgen dieser Prozesse.

In der heutigen Medizin wird für solche Erscheinungen oft der Begriff „Autoimmunerkrankung" verwendet. Der Körper, so die Theorie, greife sich selbst an. Doch diese Sichtweise übersieht die eigentliche Reaktion des Immunsystems. Es reagiert nicht gegen das eigene Gewebe, sondern auf die Gifte, die von den Erregern hinterlassen werden. Das Gewebe wird dabei nicht Ziel, sondern Schutzraum. Die Immunzellen versuchen, betroffene Bereiche einzukreisen und zu entlasten. Dadurch entstehen Entzündungen, die in Wirklichkeit eine Form des Schutzes darstellen.

Parallel zur Belastung durch Mikroorganismen steht ein zweiter Faktor im Raum, der für viele chronische Erkrankungen maßgeblich ist: die Ansammlung von Giftstoffen. Über die Luft, das Wasser, die Haut und die Nahrung gelangen unzählige Substanzen in deinen Körper. Dazu zählen Schwermetalle wie Quecksilber, Blei oder Aluminium, aber auch Pestizide, Fungizide, Lösungsmittel, Medikamentenrückstände oder Weichmacher. Die meisten dieser Stoffe werden nicht unmittelbar ausgeschieden. Sie verbleiben im Organismus, setzen sich im Fettgewebe, im Gehirn, im Verdauungstrakt oder in der Leber ab und erschweren dort die natürliche Regeneration.

Die Leber übernimmt die Hauptarbeit bei der Entgiftung. Sie filtert, neutralisiert und versucht die Belastung so gering wie möglich zu halten. Doch wenn über Jahre hinweg immer neue Toxine hinzukommen, während gleichzeitig nicht genügend unterstützende Lebensmittel zur Verfügung stehen, gerät dieses System an seine Grenzen. Die Entgiftungskapazität sinkt. Es entsteht eine stille Überlastung, die sich nur langsam bemerkbar macht. Erst wenn sich Beschwerden häufen, wird die Leber als mögliche Ursache in Betracht gezogen.

Besonders kritisch wird es, wenn Krankheitserreger und Giftstoffe gleichzeitig im Körper aktiv sind. Viele pathogene Mikroorganismen nutzen toxische Rückstände als Nährstoffquelle. Das Epstein-Barr-Virus beispielsweise kann sich von Quecksilber, Kupfer oder bestimmten industriellen Rückständen ernähren. Wenn diese Stoffe im Körper vorhanden sind, finden die Erreger ideale Bedingungen vor. Auch andere Mikroben profitieren von einem inneren Milieu, das reich an tierischen Fetten, Eiweißen, Milchprodukten und verarbeiteten Lebensmitteln ist. Eine Ernährung, die regelmäßig solche Bestandteile enthält, fördert nicht nur die Aktivität der Erreger, sie erschwert auch die Ausscheidung der Gifte, da die Fettverdauung die Entgiftungskapazität der Leber zusätzlich beansprucht.

Es entsteht ein Kreislauf, der sich selbst verstärkt, indem Krankheitserreger und Giftstoffe sich gegenseitig fördern. Der Körper antwortet mit Entzündungen, Schmerzen, Erschöpfung oder hormonellen Ungleichgewichten. Wenn in der Behandlung ausschließlich die Symptome im Vordergrund stehen, bleiben die tatsächlichen Auslöser bestehen. Medikamente können kurzfristig Entlastung bringen, indem sie Entzündungen hemmen oder das Immunsystem unterdrücken. Doch eine nachhaltige Besserung ist nur dann möglich, wenn die Ursachen erkannt und schrittweise reduziert werden.

Ein zentraler Baustein dafür ist die Ernährung. Alles, was Krankheitserreger nährt oder die Leber belastet, sollte nach Möglichkeit reduziert oder konsequent vermieden werden. Dazu zählen Milchprodukte, Gluten, industriell raffinierter Zucker, chemische Zusatzstoffe und stark fetthaltige Gerichte. Gleichzeitig braucht dein Körper Lebensmittel, die ihn entlasten. Frische Früchte wie Äpfel, Bananen, Feigen, Papayas oder Beeren versorgen das Gewebe mit bioverfügbarem

Zucker, Antioxidantien und Enzymen. Gemüse wie Gurken, Spinat, Sellerie, Brokkoli oder Zucchini liefern wichtige Mineralstoffe und fördern die Verdauung. Auch Zitronenwasser, Koriander und Spirulina können, bei individueller Verträglichkeit, die Ausleitung von Schwermetallen unterstützen.

Ebenso wichtig wie die Auswahl der Lebensmittel ist die Art, wie du lebst. Ausreichend Ruhephasen, ein stabiler Tag-Nacht-Rhythmus und der Verzicht auf Alkohol, Koffein und stark verarbeitete Snacks schaffen die Grundlage für eine funktionierende Entgiftung. Dein Körper braucht nicht nur Unterstützung von außen, er braucht auch Räume, in denen er sich selbst regulieren kann.

Wenn du die Hintergründe zu erfassen beginnst, öffnet sich ein neuer Blick auf das, was Krankheit wirklich bedeutet. Sie erscheint nicht mehr wie ein Zufall. Sie zeigt sich als Konsequenz einer langen Kette von Belastungen. Doch mit dieser Erkenntnis wächst auch die Möglichkeit zur Veränderung. Dein Körper schützt dich, selbst unter schwierigsten Bedingungen. Sobald du diese Zusammenhänge erkennst und beginnst, ihn zu entlasten und ihm zu geben, was er braucht, beginnt ein Prozess, der nicht sofort sichtbar ist, aber tiefgreifend wirkt. Schritt für Schritt entsteht daraus Heilung.

Der stille Impuls deiner Seele

Vielleicht ist es nicht dein Symptom, das dich ruft. Vielleicht ist es die Liebe, die so lange keinen Ort mehr hatte, wo sie landen konnte.

Vielleicht zittert dein Körper nicht, weil er kaputt ist, vielleicht weil er müde ist, seit Jahren gegen etwas anzukämpfen, das du nie benannt hast.

Vielleicht will die Erschöpfung dich nicht lähmen, sondern dich endlich zum Stillstand bringen, dorthin, wo du wieder hörst, was du in der Stille vergessen hast.

Krankheit ist keine Strafe, sie ist Erinnerung. An das, was übersehen wurde, und an das, was nie Raum hatte, um zu fließen.

Dein Körper kämpft nicht gegen dich, er kämpft für dich. Täglich und unermüdlich. Gegen all das, was nicht zu dir gehört, Gifte, Schmerz, Vergangenheit, Fremdes, das sich in dir eingenistet hat.

Doch er braucht auch dich, nicht deine Kontrolle oder deinen Ehrgeiz. Sondern dein Ja. Deine Hand auf deinem Herzen, deinem Mut, ehrlich zu schauen: Was will in mir endlich gesehen werden?

Wenn du beginnst, das zu versorgen, was tief in dir verhungert ist, nicht mit Diäten, nur mit Zuwendung, dann setzt Heilung ein, die tiefer liegt als jede Entzündung.

Und vielleicht wirst du irgendwann verstehen, dass dein Körper nie laut wurde, um dich zu schwächen. Sondern weil er dich liebt.

Einladung zur Umsetzung

1. Schau dir deine Symptome heute bewusst an, mal ganz ohne Bewertung, nur mit Interesse. Frag dich: Könnten Krankheitserreger oder Giftstoffe eine Rolle spielen?
2. Dann wähle heute u. a. bewusst Lebensmittel, die deinen Körper bei der Entgiftung unterstützen. Greife zum Beispiel zu frischem Koriander, roten Äpfeln oder Wassermelone.

10. Die leisen Feinde

Was dein Geist längst weiß

„Und dann saßen sie da – mit Brot, Wein und einer alten Schuld."

Zwei Männer, die sich einst nah waren, saßen sich nach zwanzig Jahren wieder gegenüber, Noah und David. Jugendfreunde, Weggefährten, bis das Leben kam und sie in verschiedene Richtungen zerrte. Job, Familie, Städte, Enttäuschungen. Und irgendwann war nur noch Stille zwischen ihnen.

Doch an diesem Abend saßen sie wieder beisammen. Auf einer Terrasse am Stadtrand, umgeben von flackerndem Licht und dem Geruch von Rosmarin. Ein Tisch zwischen ihnen. Voll mit Dingen, die man sich „gönnt", wenn man sich viel zu lange nicht gesehen hat.

„Weißt du noch damals …", begann David, „als wir nichts hatten, aber uns selbst gereicht haben?"

Noah schwieg. Er sah das Glas Wein in seiner Hand. Das schwere Brot, das fettige Käsebrett. Alles wirkte irgendwie … falsch.

Nicht falsch im Außen, falsch in ihm.

„Ich hab' mich verändert", sagte er leise.

„Mein Körper verträgt das nicht mehr. Aber eigentlich war's nie der Körper, es war immer meine Seele, die Nein gesagt hat. Ich hab's nur nie gehört."

David sah ihn an, überrascht.

„Ich hab' seit Jahren Magenprobleme", murmelte er. „Vielleicht redet meine Seele auch … Ich hör nur nicht hin."

Es wurde still. Keine Vorwürfe, kein Drama. Nur das, was da war. Zwei alte Freunde, ein Tisch und der Moment, in dem Wahrheit wieder Raum bekam.

„Lass uns neu anfangen“, sagte Noah. „Nicht nur wir. Auch mit dem, was wir uns zuführen und was wir glauben, was wir ‚normal‘ nennen.“

David nickte. „Vielleicht fangen wir mit Tee an und mit frischen Trauben. Wie früher im Garten deiner Mutter.“

Sie lachten ehrlich, fast ein wenig kindlich.

Und während sie das Brot liegen ließen und das erste Mal seit Jahren spürten, dass Verzicht kein Verlust sein muss, fing etwas in ihnen an zu heilen.

Dein Körper spricht mit dir

Du glaubst, dich gesund zu ernähren. Du achtest auf frische Zutaten, bereitest viele Speisen selbst zu, meidest Fast Food und greifst im Supermarkt bewusst zu dem, was auf den ersten Blick natürlich erscheint. In deiner Vorstellung tust du deinem Körper etwas Gutes. Doch was, wenn genau hier der erste Irrtum beginnt? Was, wenn das, was dir als gesund begegnet, in Wahrheit die Selbstheilungskräfte lähmt, dein Immunsystem schwächt und dich langsam, aber stetig in einen Zustand chronischer Erschöpfung führt?

In der täglichen Begleitung von Menschen wird mir immer wieder deutlich, wie fest dieser Irrglaube im Denken verankert ist. Es sind nicht die Ausnahmen, auf die es ankommt. Es sind die Gewohnheiten, die du nie hinterfragst, weil sie dir vertraut erscheinen. Der morgendliche Kaffee, der Snack am Nachmittag, das Abendessen, das dich satt machen soll. All das summiert sich, nicht in Form einer akuten Reaktion. Es ist der kontinuierliche Einfluss, der über die Jahre hinweg wirkt. Ganz still und schleichend.

Dieses Kapitel wirft einen Blick auf eine Auswahl von Stoffen und Lebensmitteln, die in unserer modernen Ernährung fest verankert sind. Du findest sie nicht in exotischen Märkten oder in speziellen Diäten. Interessanterweise in deinem Alltag, in deinem Kühlschrank, in deiner Vorratskammer. Sie tragen Etiketten, die Vertrauen erwecken. Begriffe wie „natürlich“, „leicht“, „ausgewogen“. Genau darin liegt ihre Gefahr. Sie wirken harmlos, obwohl sie den Organismus auf subtile Weise aus dem Gleichgewicht bringen.

Ein Beispiel ist Mononatriumglutamat. Dieser Geschmacksverstärker begegnet dir nicht nur in Tütenprodukten, sondern auch in Würzmischungen, Fertiggerichten, Suppen und Soßen. Selbst Produkte mit dem Hinweis „ohne Zusatzstoffe" enthalten ihn häufig in verklausulierter Form. Begriffe wie „Aroma", „Würze" oder „Hefeextrakt" verschleiern seine Anwesenheit. Was kaum jemand weiß: Mononatriumglutamat greift direkt in die Kommunikation deines Nervensystems ein. Es stört die Reizweiterleitung zwischen Zellen, kann zu Kopfschmerzen, innerer Unruhe, erhöhter Reizbarkeit, Erschöpfung oder Herzklopfen führen. Du nimmst diese Symptome vielleicht nicht ernst oder bringst sie nicht mit deiner Ernährung in Verbindung. Doch der Zusammenhang besteht, auch wenn er unsichtbar bleibt.

Ein weiterer Faktor, den viele unterschätzen, sind Milchprodukte. Du verbindest sie möglicherweise mit Vertrautheit, mit Kindheit, mit dem Gefühl von Heimat. Gleichzeitig hält sich hartnäckig der Glaube, sie seien für die Knochengesundheit unverzichtbar. Tatsächlich stellen Milchbestandteile für viele Krankheitserreger eine leicht zugängliche Nahrungsquelle dar. Viren wie das Epstein-Barr-Virus oder Bakterien wie Streptokokken, nutzen Milcheiweiß und tierische Fette als Wachstumsbasis. Dein Körper ist gezwungen, sich ständig gegen diese mikroskopisch kleinen Prozesse zu wehren. Die Leber wird belastet, das Lymphsystem verschleimt, Entzündungen verstärken sich. Nicht plötzlich, der Prozess läuft über Monate, oft über Jahre hinweg.

Auch Rapsöl nimmt in diesem Zusammenhang eine besondere Stellung ein. Es wird in vielen verarbeiteten Produkten verwendet und gilt als mild und herzfreundlich. In Wirklichkeit stammt der überwiegende Teil aus gentechnisch veränderten Pflanzen. Die Struktur des Öls ist schwer verdaulich. Es verdickt das Blut, behindert den Gallenfluss und zwingt die Leber zu einer konstanten Entgiftungsleistung. Müdigkeit, Hormonungleichgewichte oder mentale Erschöpfung werden nicht selten durch diese stille Belastung mitverursacht. Die wahren Ursachen bleiben dabei häufig im Dunkeln.

Ein weiteres Beispiel ist Gluten. Dieses Eiweiß kommt in Weizen, Dinkel, Roggen, Gerste und den meisten Brotsorten vor. Du findest es auch in vielen verarbeiteten Produkten, oft dort, wo du es nicht vermutest. Gluten reizt die Darmschleimhaut, erhöht ihre Durchlässigkeit und stört die Aufnahme lebenswichtiger Nährstoffe. Es schafft die Grundlage für stille Entzündungen, die den ganzen Körper betreffen können. Auch wenn du keine direkte Reaktion bemerkst, kann Gluten langfristig das Immunsystem irritieren, die Entgiftung blockieren und den Stoffwechsel verlangsamen.

Diese Beispiele stehen stellvertretend für eine ganze Gruppe von Substanzen, die täglich konsumiert werden. Sie wirken nicht schädlich im klassischen Sinne. Doch sie stören die fein abgestimmten Abläufe in deinem Körper. Sie hemmen die Leber, reizen das Nervensystem, verlangsamen die Zellregeneration und fördern eine stille Entzündungsbereitschaft. Das, was du für verträglich hältst, kann unter der Oberfläche eine völlig andere Wirkung entfalten.

Die Herausforderung liegt in der Normalität. Was du heute als normales Frühstück, Mittagessen oder Abendritual kennst, wäre vor wenigen Generationen undenkbar gewesen. Die Industrialisierung der Lebensmittelproduktion hat deine Wahrnehmung verschoben. Geschmack, Bequemlichkeit und Verfügbarkeit sind zu den dominierenden Auswahlkriterien geworden. Dabei ist verloren gegangen, wie Nahrung eigentlich wirken sollte, nämlich nährend und heilend.

Heilung kann passieren, wenn du die alten Vorstellungen loslässt. Natürlich nicht auf einmal, auch nicht mit Verzicht, der dich unter Druck setzt. Es geht um ein bewusstes Hinsehen, ein Nachspüren der tatsächlichen Wirkung. Nicht das Etikett entscheidet über den Wert eines Lebensmittels, nicht die Werbebotschaft und auch nicht die Meinung deiner Umgebung. Entscheidend ist, wie du dich fühlst. Ob du klar denken kannst, ob dein Schlaf erholsam ist, ob du dich morgens erfrischt oder erschöpft fühlst.

Dein Körper ist nicht darauf angewiesen, dass du alles perfekt machst. Doch er reagiert dankbar auf jede Entlastung. Wenn du beginnst, die leisen Feinde zu erkennen und sie nach und nach zu reduzieren, wird sich dein System spürbar verändern. Die Leber beginnt sich zu erholen, das Blut wird reiner und die Verdauung wird ruhiger. Deine Energie kehrt zurück.

Dieses Kapitel ist eine Einladung, deine eigene Normalität zu hinterfragen, um dir neue Möglichkeiten zu eröffnen, ohne dich einzuschränken. Sobald du erkennst, welche Gewohnheiten dir Kraft rauben, kannst du beginnen, andere Entscheidungen zu treffen, ganz bewusst und Schritt für Schritt. Wenn du so möchtest, mit jedem Bissen oder gegen eine Zutat.

Die leisen Feinde verlieren ihre Kraft, wenn du hinsiehst. Und in diesem Hinsehen liegt deine Möglichkeit, wieder frei zu werden. Frei für ein Leben ohne Symptome, hin zu spürbarer Lebendigkeit.

Der stille Impuls deiner Seele

Es ist nicht immer das Offensichtliche, das uns schwächt. Manchmal ist es das Vertraute, das Gewohnte. Das, was wir täglich in uns aufnehmen, nicht nur durch den Mund, auch durch Gedanken, Worte, Bilder.

Wir sind durchlässiger, als wir glauben, denn unser Körper ist kein Panzer. Er ist ein Feld und dieses Feld merkt sich alles. Jede Substanz, die keine Liebe in sich trägt, hinterlässt eine Spur. Jeder Biss, der nicht aus Wahrheit genährt ist, schwächt unser Licht. Und jedes „Das macht doch jeder so" zieht uns ein Stück weit weg vom eigenen Fühlen.

Die wahren Gifte sind selten laut, sie flüstern. Sie tarnen sich als Normalität und genau deshalb brauchen wir etwas anderes, um sie zu erkennen. Bewusstsein und den Mut, zu wählen. Und das machst du für dich.

Denn dein Körper ist nicht hier, um zu funktionieren. Er ist hier, um dich zu führen.

Einladung zur Umsetzung

1. Wenn du spürst, dass einige deiner alltäglichen Lebensmittel dir mehr nehmen als geben, dann nimm dir Zeit, sie aus deinem Leben zu streichen. Beginne mit einem einzigen Produkt pro Woche, das du bewusst weglässt. Vielleicht ist es das Rapsöl oder der Frühstücksjoghurt. Nur eins, nicht mehr. Denn zu viel auf einmal raubt oft die Motivation und lässt Frust entstehen.
2. Gib ihm die Chance, sich Woche für Woche zu erinnern, wie sich echte Nahrung anfühlt.

11. Heilende Lebensmittel

Was dein Geist längst weiß

Es war ein verregneter Nachmittag, als sie zum ersten Mal seit Jahren die große, alte Holzkiste im Keller durchstöberte. Die Kiste, die nach vergilbtem Papier und Staub roch und nach etwas, das sie nicht greifen konnte. Sie fand zwischen Fotoalben und zerknitterten Postkarten ein Notizbuch, in Großmutters krakeliger Handschrift. Rezepte. Aber keine, wie man sie heute kennt. Keine Mengenangaben, keine Kalorienangaben. Nur einfache Sätze: „Für den Magen Fenchel kochen." Oder: „Bei Erschöpfung: heiße Kartoffeln mit frischem Dill, ohne Fett."

Sie hielt inne. Ihre Finger strichen über die Seiten wie über ein geheimes Vermächtnis. Und plötzlich war da dieser Geruch. Ein Hauch von warmem Apfelkompott, von Petersilie, von frisch gepflückten Erdbeeren. Erinnerungen kamen zurück, die nicht im Kopf gespeichert waren, sondern im Körper. Wie sich das angefühlt hatte, barfuß über den Acker zu laufen. Wie der Magen sich beruhigte, wenn Omas Haferschleim dampfend auf dem Tisch stand. Wie satt man war, nicht nur im Bauch, sondern im Herzen.

In den Jahren danach hatte sie gelernt, Nahrung zu kontrollieren, Kalorien zu zählen, Fette zu meiden, Zucker zu verteufeln. Doch dabei hatte sie etwas viel Wertvolleres verloren. Das Vertrauen in die ursprüngliche Kraft der einfachen Dinge.

In dem Augenblick in diesem Keller war es wieder da, nicht als Plan, vielmehr als Erinnerung. Und sie spürte: Der Weg zurück beginnt nicht mit Einschränkung. Sondern mit einem Apfel, mit einer dampfenden Kartoffel, mit einem kleinen „Ja" zur Weisheit der Natur.

Dein Körper spricht mit dir

Wenn du über längere Zeit mit gesundheitlichen Beschwerden lebst, beginnt irgendwann ein stiller Prozess. Du fängst an, genauer hinzusehen. Du spürst, dass dir vieles nicht mehr bekommt, auch wenn es auf dem Papier als gesund gilt. Immer mehr Menschen erkennen, dass nicht jedes moderne Produkt den Körper wirklich unterstützt. Es zeigt sich immer wieder, dass die größte Hilfe nicht aus Verpackungen, Nahrungsergänzungsmitteln oder industriellen Diätprodukten kommt. Sie liegt in den einfachsten Lebensmitteln, in solchen, die die Natur so hervorbringt, wie der Körper sie kennt.

Heilende Lebensmittel brauchen keine Versprechen, sie sind nicht das Ergebnis von Marketingstrategien oder Laboranalysen. Sie stammen auch nicht aus industrieller Verarbeitung. Der Organismus erkennt diese Lebensmittel nicht als Fremdkörper, er nimmt sie als Unterstützung wahr. Ihre Wirkung zeigt sich nicht in Formeln, sie zeigt sich im Alltag. Du wirst wacher, deine Verdauung arbeitet ruhiger, dein Schlaf vertieft sich und dein Immunsystem reagiert stabiler.

Die Regel ist einfach: Je näher ein Lebensmittel an seiner natürlichen Form bleibt, desto größer ist sein Nutzen. Obst, Gemüse, Blätter, Knollen und Wurzeln enthalten Nährstoffe in einer Zusammensetzung, die dein Körper vollständig zuordnen kann. Diese Struktur hilft ihm nicht nur bei der Verdauung, sie unterstützt auch Entgiftung, Regeneration und Zellaufbau. Wird ein Lebensmittel stark verändert, erhitzt, extrahiert oder mit Zusätzen versehen, verliert es diese innere Ordnung. Dann wird es nicht mehr als Hilfe erkannt. Es wird zu einer Aufgabe, die zusätzliche Energie fordert.

Es gibt Lebensmittel, die in ihrer Wirkung oft unterschätzt werden. Sie stehen nicht im Rampenlicht, erfüllen jedoch zentrale Aufgaben. Vier Beispiele verdeutlichen, wie sehr dein Körper von dieser natürlichen Unterstützung profitiert:

Kartoffeln gehören zu den stärkendsten Lebensmittel überhaupt. Sie liefern leicht verfügbare Glukose. Diese Energieform versorgt dein Nervensystem zuverlässig, ohne den Blutzucker stark schwanken zu lassen. Die enthaltenen Ballaststoffe fördern eine gesunde Darmflora. Ihre beruhigenden Eigenschaften helfen besonders dem Verdauungssystem. Sie sind reich an Kalium und unterstützen damit Herz und Kreislauf. Wenn du sie fettfrei zubereitest, idealerweise gedämpft, bleiben ihre positiven Effekte vollständig erhalten.

Die Gurke bringt eine andere Qualität mit. Sie besteht zu einem großen Teil aus strukturiertem Wasser. Diese spezielle Wasserform wird vom Körper besonders gut aufgenommen. Gurken helfen, Gewebe zu reinigen und den Flüssigkeitshaushalt zu regulieren. Das entlastet deine Nieren, deine Haut und dein Bindegewebe. Zusätzlich wirken sie kühlend, entzündungshemmend und mineralisierend. Ihr Gehalt an Silizium und Schwefel unterstützt den Aufbau von Haut, Haaren und Gelenken. Entscheidend ist, dass es sich um frische Gurken handelt. Eingelegte Produkte haben diese Eigenschaften nicht.

Ein weiteres Beispiel ist Blumenkohl. Blumenkohl stärkt die Entgiftungsleistung deiner Leber. Die schwefelhaltigen Verbindungen helfen dem Körper, schädliche Substanzen auszuleiten. Gleichzeitig beruhigt Blumenkohl das Nervensystem, wirkt antioxidativ und kann überschüssige Hormone binden. Menschen mit empfindlicher Verdauung vertragen ihn oft besser als andere Kohlsorten. Selbst gekocht bleibt seine Wirkung erhalten, wenn du ihn ohne Fett zubereitest.

Auch Bananen verdienen einen festen Platz. Sie versorgen deinen Körper mit schnell verfügbarer Energie. Sie enthalten natürliche Glukose, Magnesium, Kalium und wichtige Aminosäuren. Das unterstützt deine Nebennieren und beruhigt das Nervensystem. Besonders in Phasen von Erschöpfung oder hormoneller Dysregulation zeigt sich ihre Wirkung. Reife Bananen mit braunen Punkten auf der Schale sind besonders gut verdaulich und entfalten ihre Wirkung am besten.

Diese vier Lebensmittel stehen exemplarisch für eine größere Vielfalt. Die Natur bietet weit mehr. Jede Frucht, jedes Blatt, jede Wurzel bringt eigene Eigenschaften mit, die gezielt unterstützen können. Es geht nicht um das eine Superfood, das alles lösen soll. Es geht um Vertrauen in eine natürliche Ernährung, die den Körper entlastet und nährt.

Wenn du beginnst, dich beim Kochen auf einfache Zutaten zu konzentrieren, wirst du bald spüren, wie viel sich verändert. Es braucht keine komplizierten Rezepte, es braucht Transparenz. Je weniger verarbeitet, desto wirksamer. Dein Körper erkennt, was du ihm gibst, denn er arbeitet damit. Die besten Lebensmittel reifen in der Sonne, duften nach Erde und brauchen keine Verpackung, um zu überzeugen.

Im Gegensatz dazu stehen industriell verarbeitete Produkte. Sie enthalten Zusatzstoffe, die deine Leber täglich belasten. Aromen, Stabilisatoren, Isolate, gehärtete Fette oder künstlich veränderte Zuckerstoffe stören die feinen Abläufe in deinem Körper. Du merkst es vielleicht nicht sofort. Doch über Wochen und Monate führt dieser stille Stress zu einem Gefühl von innerer Schwere. Müdigkeit, Konzentrationsprobleme, häufige Infekte oder diffuse Beschwerden treten auf. Der Zusammenhang mit der Ernährung bleibt oft unentdeckt.

Eine heilsame Ernährung beginnt mit einer Entscheidung. Die bewusste Wahl steht im Mittelpunkt. Je natürlicher die Zutaten, desto tiefer ihre Wirkung. Wer regelmäßig frische, unveränderte Lebensmittel isst, erlebt oft, wie sich der Körper klärt, sich die Stimmung stabilisiert und das Energiegefühl steigt.

Deine Küche wird dann nicht zum Ort der Kontrolle, sie wird zur Quelle der Fürsorge. Jede Mahlzeit wird zu einer Gelegenheit, deinem Körper das zu geben, was ihn stärkt. Heilende Lebensmittel brauchen keine Theorie, sie entfalten ihre Wirkung in der Praxis. Und alles beginnt mit deiner Entscheidung, deinem Körper echte Nahrung zu schenken.

Der stille Impuls deiner Seele

Stell dir vor, du stehst barfuß in einem Garten. Du bückst dich und hebst eine reife Tomate auf, warm von der Sonne. In dem Moment, in dem du sie betrachtest, geschieht etwas Uraltes, etwas, das dein Verstand nicht erklären kann. Dein Körper erinnert sich.

Er erinnert sich daran, was Nahrung wirklich einmal war. Kein Produkt, es war ein Geschenk, auch kein Rätsel, einfach nur ein vertrauter Freund.

Die heilenden Lebensmittel, von denen in diesem Kapitel die Rede ist, sind keine trendigen Entdeckungen, sie sind deine ältesten Begleiter. Sie sprechen eine Sprache, die du nie verlernt hast, auch wenn du sie lange nicht gehört hast.

Wenn du beginnst, sie wieder in dein Leben zu lassen, geschieht mehr als nur Ernährung.

Du heilst nicht nur den Körper, du heilst auch das gebrochene Vertrauen. Das Vertrauen in die Einfachheit, in die Weisheit deines Körpers. Und in die liebevolle Intelligenz, mit der diese Erde dich versorgt.

Jede Mahlzeit kann ein Gebet sein und jeder Bissen eine Rückverbindung. Denn vielleicht ist genau das wahre Heilung. Wenn wir aufhören zu suchen und wieder anfangen zu erinnern.

Einladung zur Umsetzung

1. Diese Woche lade ich dich ein, deine Küche zu vereinfachen und zu heilen. Wähle täglich mindestens zwei Lebensmittel, die so naturbelassen wie möglich sind: eine gedämpfte Kartoffel, eine reife Banane, frische Gurke, gedämpfter Blumenkohl oder anderes, was dich ruft.
2. Achte bewusst darauf, auf Zusätze zu verzichten, d. h. kein Öl, kein Käse, keine künstliche Soße, kein Aroma, kein Gewürzmix. Nur das, was Mutter Natur dir gibt, pur. Bereite eine Mahlzeit am Tag aus reiner, unverarbeiteter Nahrung zu.

12. Nahrungsergänzungsmittel

Was dein Geist längst weiß

Als sie in die neue Wohnung zog, wollte sie es besser machen.

Beim letzten Mal hatte sie oft improvisiert. Die Farben waren irgendwann gewählt, weil es schnell gehen musste. Die Möbel waren zwar funktional, aber nie ganz stimmig. Es gab kleine Mängel, die sie lange ignorierte. Diesmal nahm sie sich Zeit. Sie plante sorgfältig, las Empfehlungen, verglich Preise. Sie suchte nach Dingen, die dauerhaft passten.

Die Leuchten strahlten warm und die Farben an den Wänden wirkten ruhig und stimmig. Selbst der Wasserhahn im Bad fühlte sich angenehm an. Sie war zufrieden mit ihren Entscheidungen.

Als es an den Boden ging, wurde sie ungeduldig. Die Auswahl schien endlos. Viele Muster sahen gleich aus. Die Verkäuferin empfahl ein Produkt mit guter Optik. Pflegeleicht, sagte sie, und langlebig. Der Preis lag im Rahmen. Es war schnell entschieden.

Am Anfang passte alles. Der Boden lag ruhig. Er sah hochwertig aus. Erst nach ein paar Wochen bemerkte sie eine Veränderung. Morgens, wenn sie barfuß durch den Flur ging, lag ein leichter Geruch in der Luft. Eine Mischung aus Kleber und etwas Süßlichem. In den Ecken lösten sich kleine Kanten. In der Nähe der Heizung bildete sich eine Wölbung.

Ein Handwerker schaute sich die Stelle an. Er nickte, prüfte, schaute kurz auf das Etikett der Verpackung, die sie noch aufbewahrt hatte. Dann sagte er ruhig: „Es sieht gut aus. Aber die Zusammensetzung ist nicht ideal. Da sind Weichmacher und Trägermaterialien verarbeitet, die auf Wärme reagieren.“

Sie dachte zurück an das Gespräch im Laden. An den Moment, in dem sie eigentlich keine Lust mehr hatte, weiterzusuchen. An die Verpackung mit dem Qualitätslabel auf der Vorderseite.

Sie setzte sich hin, suchte nach den Inhaltsstoffen. Manche waren schwer auszusprechen. Andere kannte sie aus einem Ratgeber, den sie vor Monaten gelesen hatte. Dort wurden genau diese Stoffe als problematisch beschrieben.

Sie verstand, dass Qualität nicht immer sichtbar ist. Und dass es sich lohnt, auch dann noch hinzuschauen, wenn man glaubt, schon genug verglichen zu haben.

Dein Körper spricht mit dir

Der Markt für Nahrungsergänzungsmittel ist umfangreich, unübersichtlich und oft widersprüchlich. Viele Menschen greifen zu Vitaminen, Mineralstoffen oder speziellen Mischungen, in der Hoffnung, Mängel auszugleichen oder ihre Gesundheit gezielt zu unterstützen. In bestimmten Fällen kann das eine sinnvolle Entscheidung sein. Doch gerade in diesem sensiblen Bereich braucht es Verständnis, kritisches Denken und ein gutes Gespür für Qualität.

Auf den ersten Blick wirken viele Präparate hochwertig. Die Verpackung ist professionell gestaltet, die Versprechen klingen überzeugend. Doch ein genauer Blick auf die Inhaltsstoffe offenbart häufig ein anderes Bild. Viele Produkte enthalten Substanzen, die deinem Körper nicht guttun. Dazu zählen Füllstoffe wie Magnesiumstearat oder Titandioxid, ebenso synthetische Aromen, Rieselhilfen, Farbstoffe und isolierte Zuckerarten wie Glukosesirup, Maltodextrin oder künstlich hergestellte Fruktose, die allesamt rein technologische Funktionen erfüllen. Manche dieser Stoffe können die Verdauung beeinträchtigen oder die Aufnahme der eigentlichen Wirkstoffe verringern. Zusätzlich belasten sie Leber, Nieren und das Nervensystem.

Besonders in sogenannten Energie-Formeln wird gelegentlich Koffein eingesetzt. Es soll die Konzentration fördern oder den Antrieb steigern. In Wahrheit handelt es sich dabei um einen Stimulus, der den Körper kurzfristig antreibt, ihn dabei jedoch langfristig schwächt. Koffein reizt die Nerven, beansprucht die Nebennieren und kann Regenerationsprozesse behindern. Was als Hilfe gedacht ist, wird so zur verdeckten Belastung.

Die tägliche Einnahme solcher Präparate kann mit der Zeit mehr Schaden anrichten als Nutzen bringen. Deshalb ist es entscheidend, bei der Auswahl sehr bewusst vorzugehen. Es gibt Hersteller, die auf problematische Zusatzstoffe verzichten und ihre Produkte in hoher Reinheit anbieten. Diese Präparate sind oft teurer, enthalten dafür aber keine unnötigen Substanzen und sind für viele Menschen besser verträglich.

Ein weiterer zentraler Aspekt ist die Frage nach der Herkunft und Beschaffenheit der Inhaltsstoffe. Synthetisch hergestellte Vitamine orientieren sich meist an der isolierten Struktur eines einzelnen Wirkstoffs. Sie werden ohne die natürlichen Begleitstoffe, die in einem Lebensmittel normalerweise vorhanden sind, im Labor produziert. Der Körper erkennt diese Isolate oft nicht als vollwertig. Die Aufnahme bleibt begrenzt, die Wirkung ist meist schwächer. Natürliche Vitamine stammen hingegen aus pflanzlichen Quellen. Sie enthalten Flavonoide, Enzyme und Mineralien, die in einem komplexen Zusammenspiel wirken und die Bioverfügbarkeit erhöhen.

Wenn du langfristig ein Präparat einnimmst, solltest du bevorzugt auf natürliche oder zumindest naturidentische Formen achten. Der Körper arbeitet mit dem, was er kennt. Und er reagiert spürbar besser auf Substanzen, die in ihrer natürlichen Matrix eingebettet sind.

Grundsätzlich gilt: Ein ausgewogener Lebensstil und eine frische, vielfältige Ernährung bilden die Grundlage für echte Gesundheit. Nahrungsergänzungsmittel können in bestimmten Situationen sinnvoll sein, sie ersetzen jedoch keine gute Ernährung. Besonders in Zeiten hoher Belastung können gezielte Präparate den Körper zusätzlich stützen. Zwei Beispiele dafür sind Vitamin C und Zink. Vitamin C trägt zur Stabilität des Immunsystems bei, wirkt antioxidativ und fördert die Geweberegeneration. Zink ist an zahlreichen Stoffwechselprozessen beteiligt und unterstützt die Abwehrkräfte. Die bioverfügbare Form als Zinksulfat wird gut vom Körper aufgenommen und zeigt in der Praxis eine hohe Wirksamkeit.

Wenn du dich für Nahrungsergänzungsmittel entscheidest, lohnt sich eine genaue Prüfung. Die Herkunft der Rohstoffe, die Offenheit der Herstellerangaben und der Verzicht auf Zusatzstoffe sind zentrale Entscheidungskriterien. Eine einfache Zutatenliste spricht oft für ein hochwertiges Produkt. Komplexe Mischungen mit vielen schwer verständlichen Begriffen solltest du mit Vorsicht betrachten.

Beobachte, wie dein Körper reagiert. Achte auf kleine Veränderungen, auf neue Symptome oder auf ein verändertes Energieempfinden. Diese Beobachtungen sagen mehr als jede Produktbeschreibung. Wenn ein Präparat gut vertragen wird, dich stabilisiert und dein Wohlbefinden fördert, kann es eine wertvolle Ergänzung sein. Wenn du hingegen das Gefühl hast, dass dein System überfordert reagiert, solltest du genauer hinsehen.

Vertraue nicht allein auf Empfehlungen, egal wie überzeugend sie klingen. Deine Erfahrung zählt. Sie entsteht mit der Zeit, durch Beobachtung, Geduld und durch die Bereitschaft, Verantwortung zu übernehmen. Je aufmerksamer du wirst, desto klarer erkennst du, welche Mittel deinem Körper wirklich helfen. Und mit dieser Klarheit wächst auch dein Vertrauen in deine Entscheidungen.

Die Orientierung entsteht nicht durch den Überfluss im Regal. Sie entsteht durch die Rückkehr zu dir selbst. Wenn du aufhörst, dich von jedem neuen Trend leiten zu lassen, und beginnst, deinem Körper zuzuhören, entwickelt sich ein inneres Gespür. Dieses Gespür ist verlässlich. Es führt dich durch die Vielfalt der Angebote hindurch zu dem, was dir wirklich guttut.

Der stille Impuls deiner Seele

Es gibt eine stille Stimme in dir. Sie spricht nicht in Milligramm, nicht in Laborwerten und nicht in den Versprechen auf Etiketten. Sie spricht in Empfindung, in Resonanz. In einem Gefühl von: „Das tut mir gut."

Oder eben nicht.

In einer Welt, die dir täglich neue Lösungen anbietet, neue Mittel, neue Optimierungen, neue Versprechen, erinnert dich deine Seele an etwas viel Einfacheres. Dein Körper ist kein Reparaturprojekt, er ist ein fühlendes Wesen. Und er kennt den Unterschied zwischen Zuwendung und Zwang.

Nahrungsergänzungsmittel können unterstützend wirken, wenn sie in einem klaren, aufmerksamen Bewusstsein gewählt werden. Doch die tiefere Heilkraft liegt nicht in der Substanz selbst, sondern in der inneren Haltung, mit der du deinem Körper begegnest. Heilsame Entscheidungen entstehen aus Verbindung.

Aus dem Kontakt mit deinem Innersten, aus dem Spüren dessen, was dir wirklich entspricht. Du erinnerst dich an das, was dich nährt, ohne dich zu überfordern.

An den Teil in dir, der Verantwortung trägt, ohne sich zu verbiegen.

Manchmal zeigt sich Heilung in der Rückkehr zur Einfachheit. In der Bereitschaft, loszulassen. Den ständigen Reiz von außen zu hinterfragen und die Suche nach Rettung zu beenden. Und manchmal bedeutet es einfach nur still zu werden und zu lauschen.

Was will mein Körper wirklich?

Was fühlt sich leicht an?

Was bringt mich zurück zu mir?

Vielleicht ist es nur eine Frage, aber sie könnte der Anfang von Vertrauen sein. Und zwar in dich.

Einladung zur Umsetzung

Du musst kein Experte für Wirkstofftabellen sein, um deinem Körper Gutes zu tun. Du darfst zurückfinden zu etwas, das weit kraftvoller ist als jede Analyse: dein klarer Verstand und deine Intuition.

1. Öffne deine „Hausapotheke“. Schau dir deine Nahrungsergänzungsmittel ehrlich an. Welche Produkte hast du gekauft und

warum? Notiere dir hinter jedes Präparat den ursprünglichen Impuls: War es Angst, Hoffnung, Vertrauen oder Werbung?

2. Halte inne und spüre, was dein Körper wirklich braucht. Nimm ein Präparat in die Hand und lege die andere auf dein Herz oder deinen Bauch. Schließe dabei die Augen. Spüre ehrlich: Fühlt sich dieses Mittel stimmig an? Oder erzeugt es Druck, vielleicht sogar Zweifel?
3. Trenne dich ganz bewusst von einem Produkt, das du nur „vorsichtshalber“ nimmst, das sich aber innerlich nicht mehr richtig anfühlt. Weniger ist manchmal mehr. Erlaube dir, deinem Gefühl mehr zu vertrauen als dem Etikett.
4. Führe ein kleines Notizbuch. Wie geht es mir morgens, wie nach der Einnahme? Verändert sich etwas in meiner Verdauung, meiner Energie oder meiner Stimmung?

Erinnere dich: Du bist kein Mangelwesen, das täglich repariert werden muss. Du bist ein lebendiger Organismus mit einer tiefen inneren Intelligenz. Je mehr du auf sie hörst, desto weniger wirst du im Außen suchen müssen.

13. Unglückliche Kombinationen

Was dein Geist längst weiß

Es war einer dieser Vormittage, an denen alles stockte. Zu spät losgefahren, die Kinder waren unruhig und zu guter Letzt klebte Kaffee am Becher und tropfte auf den Sitz.

Dann kam der Stau. Nicht mal ein langsames Vorrücken. Ein kompletter Stillstand.

Vor ihr reihte sich Auto an Auto. Im Rückspiegel nur ratlose Gesichter. Links versperrte ein Laster die Sicht, rechts blinkte ein Baustellenschild und vorn stand ein Wagen mit Warnlicht. Es ging weder vor noch zurück.

Sie starrte durch die Windschutzscheibe und spürte, wie sich etwas in ihr anspannte.

Ein Gedanke schob sich in den Vordergrund: So fühlt sich ihr Körper manchmal nach dem Frühstück an, zwar bereit zu funktionieren, aber innerlich blockiert. Ein System, das zu viel auf einmal verarbeiten muss.

Sie erinnerte sich an ihr Frühstück. Porridge, Mandelmus, Banane, Chiasamen, ein Schokostück, etwas Hafermilch, dazu ein Glas Saft. In ihren Augen alles bewusst gewählt, aber alles auf einmal?

Vielleicht lag die Schwierigkeit nicht in den Zutaten selbst. Vielleicht war es die Gleichzeitigkeit, so wie auf der Straße. Sie atmete langsam aus. Es war kein Gedanke an Verzicht, nur das stille Gefühl, dass Reduktion Weite entstehen lässt. Dass ein System ins Fließen kommt, wenn es nicht ständig überfordert wird.

Dein Körper spricht mit dir

Du gibst dir Mühe, dich gut zu ernähren. Du achtest auf Bio-Qualität, wählst frische Zutaten, meidest offensichtliche Belastungen und triffst bewusste Entscheidungen beim Einkauf. Und dennoch, der gewünschte Durchbruch bleibt oft aus. Trotz aller Sorgfalt, trotz aller Information fühlt sich dein Körper nicht so an, wie du es erhoffst. Die Energie fehlt und die Beschwerden bleiben. Etwas scheint nicht zu stimmen, doch du findest die Ursache nicht.

Ein möglicher Grund liegt nicht in dem, was du isst, sondern darin, wie du es kombinierst. Viele Mahlzeiten wirken auf den ersten Blick gesund und unproblematisch. Doch im Zusammenspiel ihrer Bestandteile entsteht eine Belastung, die dein System aus dem Gleichgewicht bringt. Es ist nicht allein die einzelne Zutat, die entscheidet. Es ist die Art, wie dein Körper sie aufnehmen, verarbeiten und weiterleiten muss.

Besonders herausfordernd ist die gleichzeitige Aufnahme von Fett und Zucker. In vielen alltäglichen Gerichten ist diese Verbindung tief verankert. Ein Croissant mit Konfitüre, ein Stück Kuchen, ein Nussriegel, ein Löffel Schokocreme. All diese Kombinationen führen zu einem inneren Stau. Zucker möchte rasch aufgenommen werden. Fett verlangsamt diesen Prozess. Das Ergebnis ist ein Durcheinander im Stoffwechsel. Die Leber wird in ihrer Arbeit blockiert. Der Blutzucker gerät aus dem Takt. Die Bauchspeicheldrüse reagiert mit erhöhter Insulinausschüttung. Du fühlst dich müde, gereizt und erschöpft. Du greifst erneut zu etwas Süßem, um dich wieder zu stabilisieren, und der Kreislauf beginnt von vorn.

Oft wird die Schuld dem Zucker gegeben. Dabei ist es die Kombination aus Fett und Zucker, die deinem Körper zusetzt. Deine Leber versucht, die eingehenden Stoffe zu filtern, Schadstoffe zu binden, Altlasten auszuleiten und den Blutkreislauf zu entlasten. Doch wenn sie gleichzeitig Fett aufspalten und Zucker verarbeiten muss, gerät sie an ihre Grenzen. Es entstehen Rückstände. Die Entgiftungsleistung sinkt. Die Durchlässigkeit der Leber nimmt ab. Symptome wie unreine

Haut, Müdigkeit, hormonelle Unruhe und Verdauungsprobleme treten auf, ohne dass der Zusammenhang offensichtlich ist.

Auch die heutige Betonung auf eiweißreiche Ernährung stellt deinen Körper vor zusätzliche Herausforderungen. Du liest von Skyr, Eiweißshakes, Quark, Hühnchen und Eiern. Überall wird dir vermittelt, dass Protein der Schlüssel zur Stärke sei. Doch dieser Fokus blendet aus, dass viele dieser Lebensmittel auch Fett enthalten. Deine Leber muss sich also erneut mit Mehrfachbelastungen auseinandersetzen. Zwar ist Eiweiß ein lebensnotwendiger Baustein, doch er hat seine Grenzen. Kein Protein kann Viren unschädlich machen, keine Bakterien eliminieren oder Schwermetalle aus dem Körper transportieren. Du brauchst Energie, nicht nur Baustoffe. Und diese Energie fehlt, wenn deine Leber blockiert ist.

Die Folge ist eine stille Überforderung. Die Leber wird zäher, verliert an Beweglichkeit. Dein Blut wird dickflüssiger, deine Lymphe staut sich. Die Zellen hungern trotz voller Mahlzeiten. Deine Heilung verlangsamt sich. Und obwohl du alles richtig zu machen glaubst, bewegst du dich kaum vorwärts. Der Grund liegt oft nicht im Lebensmittel selbst, sondern in dem, was du damit kombinierst.

Auch Obst wird häufig falsch eingeschätzt. Nicht wenige meiden es aus Angst vor Fruchtzucker. Dabei ist gerade dieser Zucker ein wertvoller Treibstoff für dein Gehirn, deine Nerven, deine Zellen. Probleme entstehen nicht durch das Obst, eher hauptsächlich durch die Art, wie und wann du es isst. Wenn du Obst direkt nach einer schweren Mahlzeit zu dir nimmst, kann es nicht ungestört verdaut werden. Es bleibt liegen, beginnt zu gären, bildet Gase. Du spürst Völlegefühl, Blähungen, Unwohlsein. Dabei wollte dein Körper nur schnell verfügbare Energie, die aber durch die vorherige Mahlzeit blockiert wurde.

Wenn du deine Mahlzeiten neu zusammensetzt, verändert sich vieles. Obst tut dir am meisten gut, wenn du es auf nüchternen Magen isst. Komplexe Gerichte sollten fettarm sein, damit deine Leber durchatmen kann. Eiweißreiche Lebensmittel brauchen Abstand zu Obst und stärkehaltigen Beilagen. Fett und Zucker sollten nicht zusammen auf dem Teller landen. Gib deinem Körper Pausen zwischen den

Mahlzeiten. Verzichte auf Zwischenmahlzeiten, die das System erneut belasten. Diese Anpassungen wirken unscheinbar, doch sie verändern die innere Dynamik deines Stoffwechsels. Deine Leber bekommt Raum, ihr Tempo zu finden. Dein Verdauungssystem kann leichter arbeiten. Dein Blutzucker stabilisiert sich und du fühlst dich klarer und wacher. Es geht nicht um Reduktion. Es geht um ein tiefes Verständnis für Abläufe, die du nicht sehen, aber sehr wohl spüren kannst.

Gesunde Ernährung bedeutet nicht, Kalorien zu zählen oder Regeln auswendig zu lernen. Es bedeutet, deinen Körper in seiner Sprache zu verstehen. Dann wird jede Mahlzeit zu einer Entscheidung für Erleichterung. Du spürst, was dir guttut. Du erkennst, was dich zurückhält. Und mit jedem Teller wächst die Verbindung zu deinem eigenen inneren Kompass.

Der stille Impuls deiner Seele

Nicht immer ist es das, was du isst, das dich aus der Balance bringt. Oft ist es die Art, wie du Dinge vermischst, ohne deinem Körper Raum zum Verarbeiten zu geben.

Das passiert unabsichtlich. Meist geschieht es, weil du den Rhythmus deines Körpers überhörst.

Dein Körper kennt eine innere Ordnung. Er sucht nicht nach Perfektion, aber nach Einfachheit. Er arbeitet effizient, wenn du ihn nicht überforderst.

Wenn du ihm gleichzeitig alles gibst, Zucker, Fett, Eiweiß, Frucht, Kaffee, Ballaststoffe, beginnt er zu reagieren. Damit möchte er dich nicht bestrafen, er will dich erinnern. Daran, dass er vieles tragen kann, aber nicht alles gleichzeitig.

Es geht nie darum, alles richtig zu machen. Es geht darum, bewusst zu werden. Zu erkennen, wann du gegen deinen eigenen Fluss arbeitest, obwohl du dich eigentlich nach Leichtigkeit sehnst.

Sobald du dich dafür öffnest, mit deinem Körper statt gegen ihn zu gehen, verändert sich die Richtung. Was dich einst blockiert hat, verwandelt sich in ein leises Zeichen von Achtung dir selbst gegenüber. Wo vorher Zweifel war, entsteht innere Ausrichtung. Aus dem Essen wird eine gelebte Zuwendung.

Vielleicht braucht es dafür keinen großen Plan, nur einen Hauch von Präsenz. Ein bewusstes Atmen vor dem ersten Bissen. Eine neue Entscheidung, wo sonst Automatismus war. Dann wirst du spüren, dass du dem Wohlbefinden nie fern warst. Du standest dir nur manchmal im Weg. Aber jetzt nicht mehr.

Einladung zur Umsetzung

1. Wähle heute eine Mahlzeit, die nur eine Hauptkomponente enthält, zum Beispiel:
   - nur gedämpfte Kartoffeln mit Kräutern
   - nur eine große Portion Obst (z. B. Bananen oder Mango), nur gedünstetes Gemüse mit etwas Reis
2. Spüre, wie dein Körper darauf reagiert. Mit mehr Energie oder mit weniger Müdigkeit?

14. Entgiften und Loslassen

Was dein Geist längst weiß

Es war ein milder Frühlingstag, als sie zum ersten Mal seit Jahren die Tür zum Dachboden öffnete. Der Staub lag wie ein Schleier über allem. Alte Kisten, schwere Truhen, vergessene Gegenstände. Sie standen dort oben wie stille Zeugen eines Lebens, das längst weitergezogen war.

Mit jedem Schritt wurde ihr bewusster, wie viel sich angesammelt hatte. Dinge, die einst Bedeutung getragen hatten, lagen nun wie fremde Fragmente da. Zwischen vergilbten Briefen und verblassten Stoffen spürte sie ein Ziehen im Inneren. Weil sie spürte, dass etwas in ihr bereit war, und dieser Impuls tiefer reichte als jede Sentimentalität.

Sie öffnete eine Kiste, in der eine alte Decke lag. Ihr Geruch war ihr vertraut, aber nicht mehr nah. Es war nicht das Gewicht des Stoffes, das schwer auf ihren Händen lag. Es war die Erinnerung, die darin wohnte.

Die verpassten Gespräche, die verschluckten Tränen, das lange Schweigen.

Und plötzlich war da dieses Bild. Ihre Leber. Ein innerer Dachboden. Voll mit allem, was nie verdaut worden war. Mit alten Emotionen, die keinen Ausdruck fanden, mit Giften, die zu lange keinen Namen bekommen hatten, und mit Spannungen, die in ihr wohnten, ohne bemerkt zu werden.

Sie stand still und begriff erst jetzt, dass Loslassen kein Wegwerfen ist. Es ist ein bewusstes Freigeben.

Sie trug die erste Kiste hinunter, weil sie spürte, dass Leere etwas in ihr löst. Dass Ordnung entsteht, wenn ein Entschluss reift, nicht wenn Kontrolle das Ruder übernimmt.

Mit jedem Karton, den sie vom Dachboden trug, wurde es oben leerer. Und mit jedem Abstieg wurde sie leichter, weil in ihr etwas anfing in Bewegung zu kommen, das lange still war.

Als der Dachboden leer war, blieb sie noch einen Moment stehen, denn sie wusste, dass dieser Raum nicht nur äußerlich frei geworden war. Etwas in ihr hatte sich geöffnet.

Etwas in ihr hatte Ja gesagt. Für sich, für den nächsten Schritt, für das, was kommen darf.

Dein Körper spricht mit dir

Die meisten von uns verbinden mit dem Begriff Entgiftung drastische Methoden, bittere Säfte oder anstrengende Kuren. Dabei ist Entgiftung kein Fremdwort für deinen Körper. Es ist eine seiner ursprünglichsten Aufgaben. Dein Organismus weiß genau, wie Entgiftung funktioniert. Er muss lediglich die Gelegenheit bekommen, sie ungestört auszuführen. Im Zentrum dieser Arbeit steht die Leber. Sie ist das entscheidende Entgiftungsorgan, dein inneres Schutzsystem. Täglich übernimmt sie die Aufgabe, dein Blut zu reinigen, Schadstoffe umzuwandeln, Überflüssiges zu speichern oder, wenn möglich, auszuleiten. Ihre Arbeit beginnt früh am Tag und endet nie. Sie funktioniert präzise und unermüdlich, ohne dass du es bewusst steuerst.

Die Leber filtert nicht nur Umweltgifte, Pestizidrückstände oder Schwermetalle. Sie ist auch ständig damit beschäftigt, Substanzen wie Alkohol, Nikotin, Medikamente, Konservierungsstoffe, Aromen und Zusatzstoffe zu verarbeiten. Hinzu kommen die Abfallprodukte von Krankheitserregern. All das sind Belastungen, denen sie sich täglich stellt. Doch ihre Kapazität ist begrenzt. Wenn die Leber überlastet wird, verlangsamt sich ihre Reinigungsleistung. Diese Überforderung zeigt sich nicht abrupt, sondern oft in Form von Müdigkeit, unreiner Haut, Verdauungsproblemen, Konzentrationsschwierigkeiten oder einer erhöhten Infektanfälligkeit. Der Körper signalisiert, dass die Entgiftung nicht mehr reibungslos funktioniert.

Ein wesentlicher Faktor, der diese Überforderung auslöst, ist nicht allein die Menge der aufgenommenen Schadstoffe, sondern vor allem die Ernährung. Besonders Fette fordern die Leber heraus. Sie verdicken das Blut, verlangsamen die Filtrationsprozesse und beanspruchen ihre gesamte Energie. Auch pflanzliche Öle, Nüsse, viele tierische Produkte oder Avocados gehören dazu. Sobald Fett im Körper ankommt, verschiebt sich die Priorität der Leber. Sie muss den Fettstoffwechsel organisieren, bevor sie sich der Entgiftung widmen kann. Das bedeutet: Wer täglich und dauerhaft hohe Fettmengen konsumiert, blockiert die Reinigungsarbeit, oft ohne es zu merken. Dieses Phänomen ist weit verbreitet und zählt zu den am meisten unterschätzten Blockaden in der heutigen Gesundheitskultur.

Doch dein Körper ist lernfähig. Er regeneriert, wenn man ihm den Raum gibt. Wenn du verstehst, wie die Leber arbeitet, kannst du sie gezielt unterstützen. Die Entgiftung beginnt nicht mit einem Programm, sie beginnt mit dem Bewusstsein für das, was du der Leber täglich abverlangst.

Leberentlastung ist möglich, wenn du den täglichen Rhythmus achtest und deiner Ernährung eine neue Struktur gibst. Bestimmte Lebensmittel wirken hier wie natürliche Verbündete. Sie unterstützen die Leber in genau den Bereichen, in denen sie durch Umwelt und Ernährung geschwächt wurde.

Ein besonders wertvolles Beispiel ist frischer Koriander. Er kann Schwermetalle binden und mobilisieren, was für die Leber eine erhebliche Entlastung darstellt. Kombiniert mit Wildheidelbeeren, Äpfeln, Papaya, Kirschen oder Blattgrün entsteht eine Synergie, die der Leber hilft, alte Lasten loszulassen. Auch Zitronenwasser am Morgen hat sich als effektiv erwiesen. Es durchdringt das System, fördert die Durchlässigkeit des Blutes und erleichtert die Mobilisierung eingelagerter Toxine. Kartoffeln, Birnen, Melonen und besonders reife Trauben liefern wichtige Glukoseformen, die der Leber als direkter

Brennstoff dienen. Diese Glukose wird nicht gespeichert, sondern sofort verwendet. Sie ist keine Belastung, sondern ein Motor.

Neben der Ernährung spielt auch die emotionale Ebene eine Rolle. Wer dauerhaft mit Stress, unterdrückten Gefühlen oder innerer Unruhe lebt, erzeugt eine permanente Ausschüttung von Adrenalin. Dieses Hormon wirkt im Körper wie ein biologisches Toxin. Die Leber versucht, es abzubauen, zu speichern oder zu neutralisieren. Auch das kostet Kraft. Es ist daher entscheidend, nicht nur auf das zu achten, was du isst, sondern auch auf das, was du täglich fühlst, denkst oder zurückhältst. Die Art, wie du deinen Tag strukturierst, wie du dich bewegst, atmest und Pausen zulässt, hat direkten Einfluss auf die Regeneration deiner Entgiftungsorgane.

Die Leber arbeitet nach einem inneren Zeitplan. Während der Nacht regeneriert sie sich kurz, bevor sie gegen drei Uhr ihre tiefste Reinigungsphase beginnt. Alles, was diese Phase stört, verlangsamt den natürlichen Entgiftungsprozess. Dazu zählen schwere Abendmahlzeiten, fettreiche Snacks oder emotionale Belastungen kurz vor dem Schlafengehen. Wer seine Leber wirklich unterstützen möchte, beginnt am Abend. Nicht mit einer vollen Mahlzeit, die den Körper stundenlang beschäftigt, sondern mit etwas, das ihn entlastet. Ein weiches Ofengemüse aus Kürbis, Zucchini und gedünsteten Kartoffeln, begleitet von frischen Kräutern und einem Spritzer Zitronensaft, kann genau das sein. Diese Form der Kost ist sättigend, aber nicht belastend. Sie erlaubt der Leber, ihre nächtliche Reinigung aufzunehmen, ohne zuvor im Verdauungsmodus festzustecken. Ein bewusster Rückzug aus Reizen und die Entscheidung, den Körper zur Ruhe zu bringen, verstärken diesen Effekt.

Viele Produkte, die heute als Detoxmittel vermarktet werden, greifen zu kurz. Sie versprechen rasche Effekte, ohne die komplexen Zusammenhänge zu verstehen. Wahre Entgiftung entsteht nicht durch Härte. Sie entsteht durch Kooperation mit dem Körper. Die Leber braucht keine Reizüberflutung, sie braucht Stabilität. Keine Schocks, sondern beständige, gezielte Unterstützung. Sie ist ein lernendes, erinnerndes Organ. Alles, was du ihr gibst, speichert sie. Sie merkt sich

Hilfe ebenso wie Überforderung. Und sie reagiert, manchmal nicht sofort, aber immer.

Die Leber ist geduldig. Sie wartet auf deine Bereitschaft. Sie wartet darauf, dass du ihren Rhythmus anerkennst, dass du ihre Arbeit verstehst und ihr das gibst, was sie wirklich braucht. Nämlich eine tägliche Praxis der Rücksichtnahme. Die Entscheidung, Verantwortung zu übernehmen, zeigt sich nicht in einem Produkt, sondern in deinem Verhalten. Sobald du bereit bist, dass hier Gesagte zuzulassen, beginnt deine Leber, sich zu erholen. Sie macht den ersten Schritt nicht selbst. Sie folgt dir, wenn du bereit bist, ihr den Weg frei zu machen.

Der stille Impuls deiner Seele

Loslassen ist mehr als ein körperlicher Prozess. Es beginnt in dir, dort, wo du dich entscheidest, nicht länger festzuhalten an dem, was dich nicht mehr trägt. Alte Muster, überholte Gedanken, Erwartungen und Vorstellungen haben sich vielleicht tief eingeprägt, doch sie gehören nicht mehr zu dem, was dich heute ausmacht.

Dein Körper war nie dazu gedacht, all das zu speichern, was zu viel geworden ist. Er will durchlässig sein, lebendig, offen für Neues. Er ist kein Ort für Altlasten, vielmehr ein Fluss, der sich stetig erneuern möchte.

Die Leber begleitet dich auf diesem Weg. Sie trägt mehr in sich, als du bewusst spüren kannst. Unerlöste Gefühle, unausgesprochene Kompromisse, angestauter Stress, all das findet in ihr einen Platz, solange du es ihr überlässt. Doch sie wartet. Still hört sie zu, prüft und fühlt mit. Was sie braucht, ist dein inneres Einverständnis. Dieses leise, aufrichtige Ja, das aus der Tiefe kommt und keine Bedingungen stellt.

Wenn du beginnst, deine Nahrung zu erleichtern, beginnst du gleichzeitig, dich selbst leichter zu nehmen. Wenn du bewusst hinsiehst, was du loslassen möchtest, entsteht in dir Raum. Raum für neue Erfahrungen, für tiefere Atmung, für dein eigentliches Wesen.

Entgiftung ist kein Kampf. Es ist eine sanfte Rückbesinnung auf das, was du in Wahrheit bist. Unter all den Schichten, die sich angesammelt haben.

Ab dem Zeitpunkt, in dem du nicht mehr alles festhalten musst, beginnt sich etwas in dir zu ordnen. Du kämpfst nicht mehr gegen Symptome, nicht gegen deinen Körper. Du erinnerst dich an deinen ursprünglichen Zustand. An das, was in dir schon immer heil war.

Und je mehr du bereit bist, loszulassen, desto müheloser beginnt dein System zu arbeiten. Es muss nicht mehr kompensieren, nicht mehr anhalten, nicht mehr tragen, was nicht zu ihm gehört. Es darf sich ausrichten auf das, was dir wirklich dient.

Heilung ist kein Ziel, das du erreichen musst. Es ist ein Zustand, den du zulässt. Und mit jedem bewussten Schritt in diese Richtung kehrst du zurück. Es ist keine Rückkehr in das, was du einmal warst, es ist ein Ankommen in dem, was du in Wahrheit bist: ein wahres und freies Wesen.

Einladung zur Umsetzung

Erlaube deiner Leber, loszulassen, indem du selbst weniger festhältst.

1. Morgenritual: 500 ml Zitronenwasser auf nüchternen Magen. 20 Minuten warten, bis du etwas isst.
2. Weniger Fette: Sieben Tage ohne Öle, Nüsse, Avocado, Milch, Fleisch und Eier. Setze auf Gemüse, Obst, Kartoffeln, gedämpften Kürbis und Blattgrün. So viel du magst.
3. Leberfreundliche Helfer: Wähle täglich ein Lebensmittel aus: Brokkoli, Heidelbeeren, Papaya, Gurken, Spargel, Trauben oder gedämpfte Kartoffeln, und genieße es bewusst.
4. Sanfter Abend: Iss spätestens drei Stunden vor dem Schlafen leicht und fettarm. Schalte eine Stunde vorm Zubettgehen Bildschirmreize aus und schenke deiner Leber die Ruhe, die Heilung braucht.

WOCHE 3

Lebensstil als Medizin – Deine Gewohnheiten erschaffen deine Zukunft

15. Die Kraft der Sonne und frischen Luft

Was dein Geist längst weiß

Der Samstag begann wie so oft. Sie saß auf dem Sofa, die Tasse in der Hand, der Blick aufs Handy, im Hintergrund Stimmen aus dem Lautsprecher. Die Sonne fiel durchs Fenster, doch es blieb geschlossen.

In ihr war etwas müde geworden. Nicht erschöpft im klassischen Sinn, eher stumpf geworden durch zu viel Information, zu wenig Berührung. Ein Gefühl wie leiser Nebel im Inneren. Sie stand auf, ging durch den Raum, durchlief ihre gewohnten Bahnen. Nichts Besonderes, nur der Ablauf.

Als sie wieder an der Balkontür vorbeikam, spürte sie einen Luftzug. Der Griff war nicht eingerastet, die Tür nur angelehnt. Ein Hauch von Wind berührte ihr Gesicht. Er roch nach draußen, nach Erde, nach etwas, das sie lange vermisst hatte. Sie hielt an. Es war aber keine Absicht, es horchte etwas in ihr auf.

Langsam öffnete sie die Tür. Ein Schritt, dann noch einer, barfuß auf kühlem Stein. Die Sonne berührte ihre Haut und sie schloss die Augen. Dann atmete sie tief ein. Kein Gedanke, keine Erkenntnis. Nur ein einfaches Gefühl: Da bin ich.

Sie hörte Vögel und sie spürte Licht. Sie nahm den Wind wahr, wie eine alte Vertraute. Es war kein großer Moment, aber er war echt.

Und während sie dort stand, kam ihr der Gedanke, dass Heilung auch hier beginnen kann. Im Licht auf der Haut und im Wind, der durch eine angelehnte Tür weht. Einfach im Dasein.

Dein Körper spricht mit dir

Die Sonne ist der Ursprung allen Lebens. Ohne sie gäbe es keine Pflanzen, keine Tiere, keine Menschen. Alles auf dieser Erde ist an ihr ausgerichtet. Und doch hat sich unser Verhältnis zu ihr verändert. Anstelle von Dankbarkeit und natürlicher Nähe stehen heute häufig Vorsicht, Misstrauen oder sogar Angst. Die Sorge vor Hautschäden, Faltenbildung oder Krebs hat dazu geführt, dass viele Menschen das Sonnenlicht meiden. Was dadurch verloren geht, ist weit mehr als ein wärmender Strahl auf der Haut. Es ist ein biologisches Signal, das tief in deinen Körper hineinwirkt und Prozesse aktiviert, die kein künstliches Licht ersetzen kann.

Sonnenlicht ist ein komplexes Spektrum elektromagnetischer Wellen. Es wirkt nicht nur äußerlich, sondern verändert chemische Abläufe in deinem Inneren. Ein zentrales Beispiel ist die Bildung von Vitamin D. Dieser Prozess läuft ausschließlich durch direkte Sonneneinstrahlung auf der Haut ab. Weder Nahrung noch Nahrungsergänzungsmittel können ihn vollständig ersetzen. Vitamin D gehört zu den entscheidenden Faktoren für dein Immunsystem, den Knochenstoffwechsel, die Muskelfunktion und die Hemmung von Entzündungen. Es wirkt nicht oberflächlich, sondern als hormonähnliches Steuerungselement. Wenn dieses Signal fehlt, verliert dein Organismus an Stabilität.

Doch die Wirkung von Sonnenlicht geht über Vitamin D hinaus. Es fördert die Bildung von Serotonin im Gehirn, einem Botenstoff, der deine Stimmung reguliert. Serotonin beeinflusst, wie du dich fühlst, wie du dich konzentrierst, wie du schläfst. Es trägt dazu bei, dass du dich innerlich geordnet und ausgeglichen wahrnimmst. Auch dein Tag-Nacht-Rhythmus wird über Licht gesteuert. Wenn du dich am Morgen kurz im natürlichen Licht aufhältst, zum Beispiel durch einen Spaziergang nach dem Aufstehen, beginnt dein innerer Taktgeber zu arbeiten. Dein Körper versteht durch dieses Lichtsignal, dass der Tag begonnen hat. Am Abend sorgt dieses System dafür, dass du zur Ruhe kommst und Melatonin gebildet wird, das Hormon, das den

Schlaf einleitet. Menschen, die tagsüber zu wenig natürliches Licht erhalten, leiden häufiger unter Einschlafproblemen, innerer Unruhe und Konzentrationsmangel.

In einer Welt, in der der Alltag sich immer mehr nach drinnen verlagert hat, ist dieser Rhythmus vielfach gestört. Wohnräume, Büros, Fahrzeuge, sie alle bieten Lichtquellen, die in Intensität und Zusammensetzung nicht mit dem Sonnenlicht vergleichbar sind. Die Zellen erhalten zu wenig Reiz, um sich zu aktivieren. Müdigkeit, Antriebslosigkeit und depressive Verstimmungen können direkte Folgen von Lichtmangel sein. Der Körper braucht dieses Signal von außen, um seine innere Ordnung zu erhalten.

Auch deine Leber ist auf diese Reize angewiesen. Sie arbeitet im Hintergrund und steuert zentrale Entgiftungsprozesse, die Energieversorgung und den Hormonhaushalt. Sonnenlicht unterstützt diese Prozesse indirekt, indem es Taktung, Wachheit und Temperatur reguliert. Wenn du regelmäßig natürliches Licht erhältst, kann deine Leber effizienter arbeiten. Fehlt dieses Signal, geraten viele Systeme aus dem Gleichgewicht. Die Energiegewinnung in den Zellen nimmt ab, das Immunsystem verliert an Schärfe, die Zellerneuerung verlangsamt sich.

Nicht nur Licht, auch frische Luft ist ein grundlegendes Element deiner Gesundheit. Sie versorgt deine Zellen mit Sauerstoff. Jede einzelne Körperzelle braucht Sauerstoff, um zu funktionieren, sich zu erneuern und Abfallstoffe auszuscheiden. Besonders die Leber benötigt eine gute Sauerstoffversorgung, um ihre Funktionen vollständig ausführen zu können. Wenn du regelmäßig in die Natur gehst, atmest du nicht nur reinen Sauerstoff, sondern auch sekundäre Pflanzenstoffe ein. Diese gelangen über die Lunge direkt in den Blutkreislauf. Der Wald etwa setzt Terpene frei, natürliche Botenstoffe, die dein Nervensystem beruhigen und gleichzeitig dein Immunsystem stärken.

Auch die Atmung selbst verändert sich in der freien Natur. Sie wird tiefer und bewusster. Angespannte Muskeln im Brustbereich können sich lösen. Gerade Stress und alte emotionale Erfahrungen sind oft im Atemsystem gespeichert. Wer sich regelmäßig in natürlicher

Umgebung aufhält, aktiviert mit jedem Atemzug regenerative Prozesse, die weit über das Physische hinausgehen.

Lebensmittel, die unter freiem Himmel reifen, speichern das Sonnenlicht in Form von sogenannten Lichtfrequenzen. Diese Frequenzen lassen sich nicht messen wie Kalorien oder Vitamine. Doch sie wirken. Beeren, Wildkräuter, Blattgemüse, Obst, sie alle tragen die Information der Sonne in sich. Wenn du sie isst, gibst du deinem Körper Impulse, die Entgiftung, Zellreparatur und Lebenskraft fördern. Besonders die Leber profitiert von diesen lichtreichen Lebensmitteln, weil sie helfen, gespeicherte Gifte zu mobilisieren und das System neu zu regulieren.

Es braucht keinen perfekten Tagesplan, um diese natürlichen Kräfte zu nutzen. Oft reicht es, bewusst einen Moment draußen zu verbringen. Barfuß auf Gras zu stehen, den Himmel zu beobachten, bewusst zu atmen. Diese einfachen Handlungen erinnern deinen Körper an etwas, das er längst kennt. Es geht um Rückverbindung mit dem, was dich getragen hat, lange bevor es Medikamente, Nahrungsergänzungsmittel oder Therapien gab.

Dein Körper stammt aus einer Zeit, in der Sonnenlicht, frische Luft und natürliche Rhythmen die Grundlage des Lebens waren. Auch wenn dein heutiges Umfeld sich verändert hat, bleibt diese Prägung bestehen. Die Leber, das Nervensystem, der Stoffwechsel, sie alle funktionieren besser, wenn sie sich an den ursprünglichen Takt des Lebens erinnern dürfen. Indem du dich der Sonne und der frischen Luft wieder annäherst, schenkst du deinem Körper nicht nur Energie. Du gibst ihm Orientierung. Und genau diese Orientierung ist eine Grundlage jeder Heilung.

Der stille Impuls deiner Seele

Es gibt ein Leuchten in dir, das nicht allein aus dir selbst entsteht. Es nährt sich aus einer tieferen Verbindung, einer, die weit über dich hinausreicht. Sie reicht zurück zu dem Ursprung, aus dem alles hervorgegangen ist, dorthin, wo Licht, Luft und Leben ihren Anfang nahmen.

Dein Körper ist nicht gemacht für Neonlicht, nicht für geschlossene Räume und flimmernde Bildschirme. Er wurde geschaffen in einer anderen Sprache, einer, die du nicht mit Worten, sondern nur mit Sinnen begreifen kannst.

Aber er erinnert sich. An frühes Sonnenlicht auf der Haut, an das Spiel von Schatten unter Blättern, den Duft von Erde nach dem Regen und an das Rauschen des Windes, das mehr sagt als jede Stimme.

Dein Geist, dein Blut, deine Zellen und auch deine Leber, sie alle folgen einem Rhythmus, der älter ist als jeder Plan. Es ist der Takt, in dem die Erde schwingt, beständig und lebendig. Und dein Körper erinnert sich.

Wenn du dich wieder öffnest, wenn du hinausgehst, den Himmel anschaust, die Schuhe ausziehst und den Boden spürst, beginnt dein Körper zu antworten.

Du brauchst kein Konzept, um dich zu erinnern. Es geschieht, wenn du aufhörst, dich zu verschließen. Wenn du nicht länger gegen deinen natürlichen Rhythmus arbeitest, sondern dich in ihn hinein entspannst.

Dann passiert Heilung nicht plötzlich, aber sie wird möglich. Sie geschieht, wenn der Widerstand nachlässt. Wenn du aufhörst, dich zu verbiegen und beginnst, zurückzufinden in deine ursprüngliche Ordnung. Denn du bist Licht und du bist Leben. Und in deinem Wesen liegt die Fähigkeit, dich wieder auszurichten. Weil es deine Natur ist.

Einladung zur Umsetzung

1. Täglich 10 bis 15 Minuten Licht – ohne Sonnenbrille, ohne Filter. Am besten morgens. Lass Licht auf deine Haut und auf dein Nervensystem.
2. Iss immer mehr bewusst, was Sonne gespeichert hat: Beeren, grünes Blattgemüse, Obst, Wildkräuter. Spür beim Kauen, wie dein Körper Licht empfängt.

3. Täglich drei Minuten tiefer Atem an der frischen Luft. Fenster auf. Parkbank. Balkon. Jede Zelle erinnert sich: *Ich lebe.*
4. Direkt nach dem Aufwachen: fünf Minuten Tageslicht. Kein Handy. Nur Licht auf der Netzhaut. Das stellt deine innere Uhr.
5. Tausche einen Bildschirmmoment gegen echten Kontakt: Barfuß, Bäume, Erde. Dein System reagiert sofort.

16. Stress und deine Mitte

Was dein Geist längst weiß

Sie saß im Auto, den Motor noch aus, den Blick leer auf das Lenkrad gerichtet. Eigentlich war sie pünktlich und es war alles geschafft. Und doch war da wieder dieses Ziehen im Bauch. Dieses leise Zittern in den Händen. Dieser Druck im Brustkorb, der keinen Namen hatte, nur ein Gefühl: *Ich kann nicht mehr.*

Die Kinder waren gut in der Schule angekommen. Der Einkauf war erledigt und die E-Mails waren beantwortet. Aber sie selbst war verschwunden. Schon seit Tagen. Oder Wochen? Sie wusste es nicht mehr genau. Immer weitergemacht, immer funktioniert. Sogar gesund gegessen, Bewegung eingeplant, ausreichend getrunken. Aber nichts veränderte sich. Der Körper schien auf Standby, irgendwie wach, aber nicht wirklich da. Dann fiel ihr Blick auf ihre eigene Hand. Sie lag regungslos auf dem Lenkrad, die Fingernägel leicht ins Leder gedrückt. Und da war dieser Augenblick.

Kein Zusammenbruch. Kein Drama. Aber dieser leise Gedanke: *Vielleicht bin nicht ich kaputt. Vielleicht ist es mein Nervensystem, das einfach zu viel getragen hat.*

Und während draußen das Leben weiterlief, schloss sie für einen Moment die Augen und atmete tief und langsam. Zum ersten Mal seit Langem war es kein Rückzug vor der Welt, es war ein Schritt auf sich selbst zu.

Dein Körper spricht mit dir

Stress gehört heute zu den häufigsten Belastungen des modernen Menschen. Für viele ist er kein vorübergehendes Ereignis mehr, sondern ein Zustand, der den Alltag durchdringt. Zeitdruck, hohe Anforderungen, ständige Erreichbarkeit und der Strom digitaler Informationen führen dazu, dass dein Nervensystem kaum noch in echte Ruhe findet. Die Signale sind deutlich spürbar. Innere Unruhe, schlechter Schlaf, muskuläre Anspannung, Erschöpfung. Und dennoch bleibt Stress oft ein Thema, das nicht ernst genug genommen wird. Dabei beeinflusst er zentrale Körpersysteme. Das vegetative Nervensystem, dein Immunsystem und die Leber stehen im direkten Austausch mit der inneren Anspannung. Jede Stressreaktion aktiviert den Sympathikus, jenen Teil des Nervensystems, der den Körper auf Kampf oder Flucht vorbereitet. In dieser Phase wird Adrenalin ausgeschüttet. Kurzzeitig kann dieser Mechanismus hilfreich sein. Doch wenn er dauerhaft aktiv bleibt, entsteht eine Situation, die deinen Organismus überfordert.

Die Leber steht dabei unter besonderem Druck. Sie trägt die Hauptlast, wenn es darum geht, überschüssiges Adrenalin aus dem Blut zu filtern und auszuscheiden. Ihre Ressourcen sind jedoch begrenzt. Muss sie täglich hohe Mengen an Stresshormonen verarbeiten, gerät sie aus dem Takt. Ihre eigentlichen Aufgaben wie die Entgiftung, die Versorgung mit Nährstoffen oder die Unterstützung des Immunsystems geraten ins Hintertreffen.

Ein weiterer Aspekt wird oft übersehen: Krankheitserreger wie Viren oder Bakterien reagieren auf Stresshormone. Adrenalin wirkt auf sie wie ein Beschleuniger, denn sie nutzen es als Energiequelle. In stressreichen Lebensphasen können sie sich daher stärker vermehren. Symptome, die bereits abgeklungen waren, können zurückkehren und neue Beschwerden entstehen. Genau in diesen Phasen zeigen sich Rückfälle oder unerklärliche Verschlechterungen, obwohl Ernährung und Lebensweise gesund erscheinen.

In der praktischen Arbeit mit Menschen zeigt sich mir immer wieder: Selbst die beste Ernährung kann nur begrenzt helfen, solange der

Körper im Alarmzustand verharrt. Eine echte Verbesserung tritt erst dann ein, wenn sich das vegetative Nervensystem beruhigt. Entspannung ist keine Nebensache, sie ist Voraussetzung für Regeneration.

Es ist hilfreich, sich diesem Thema bewusst zuzuwenden. Das Ziel muss es nicht sein, Stress vollständig zu vermeiden. Das wäre weder realistisch noch notwendig. Wichtiger ist die Fähigkeit, Erholungsphasen einzubauen. Auf jede Anspannung sollte eine Phase der Entspannung folgen. Dieses Wechselspiel unterstützt dein Nervensystem, senkt deinen Stresspegel im Blut und entlastet deine Leber. Auch deine Verdauung, dein Immunsystem und dein Schlaf reagieren spürbar positiv auf diese Auszeiten.

Es braucht dafür keine aufwendigen Maßnahmen. Bereits kurze Unterbrechungen im Tagesverlauf haben Wirkung. Eine ruhige, gleichmäßige Atmung, ein Spaziergang im Freien, ein Moment mit geschlossenen Augen, ein Glas Wasser ohne Ablenkung. Es kommt nicht auf die Dauer an, sondern auf die Regelmäßigkeit. Je verlässlicher du deinem Körper diese Zeiten schenkst, desto besser wird er mit den Belastungen umgehen können.

Auch emotionale Spannungen wirken auf deine Leber. Innerer Druck, ungelöste Konflikte und unterdrückte Gefühle haben das Potenzial, den Funktionsrhythmus dieses Organs zu stören. Die Leber wird träger und die Entgiftung verlangsamt sich. Der Stoffwechsel verliert an Dynamik. Deshalb ist es hilfreich, nicht nur äußere Stressfaktoren zu betrachten, sondern auch den Umgang mit innerem Druck zu hinterfragen. Wer frühzeitig bemerkt, dass emotionale Belastungen zunehmen, kann gegensteuern, bevor körperliche Symptome entstehen.

Nicht wenige berichten, dass sich trotz gesunder Ernährung und regelmäßiger Bewegung keine echte Verbesserung ihres Gesundheitszustands zeigt. Oft liegt die Ursache nicht im Verhalten, sondern in einem Nervensystem, das keine Ruhe findet. In einem Körper, der im Überlebensmodus arbeitet, in einem Zustand, in dem keine Reparatur möglich ist.

Ein sehr wichtiger Schritt besteht darin, sich die eigene Stressbelastung einzugestehen. Es bedeutet nicht Schwäche, wenn du deine

Grenzen erkennst. Es ist Ausdruck von Verantwortung. Wer sich ständig überfordert, verliert nicht nur Energie, sondern auch seine Fähigkeit zur Heilung. Die Prozesse der Zellregeneration, Immunsteuerung und Leberentgiftung brauchen einen Zustand innerer Sicherheit. Sie können niemals gleichzeitig mit dem Gefühl von Bedrohung ablaufen.

Rituale im Alltag helfen, diesen Zustand wiederherzustellen. Ein ganz bewusster Moment am Morgen, eine kurze Pause am Fenster, ein Gang nach draußen, ein ruhiger Übergang in die Nacht. Diese Handlungen wirken wie Anker für das Nervensystem. Gleichzeitig lohnt es sich, die eigenen Verpflichtungen zu hinterfragen. Ist wirklich jede Aufgabe notwendig und muss jede Erwartung erfüllt werden?

Wie du mit Stress umgehst, beeinflusst deine Fähigkeit, zu heilen. Dein Körper braucht sichere Räume, in denen er regenerieren darf. Dein Nervensystem braucht Signale, dass es loslassen darf. Je häufiger du diese Signale sendest, desto stabiler wird dein Gleichgewicht. Und mit jedem Schritt dorthin wächst deine Kraft, deinen Weg zu gehen, immer in echter Verbindung mit deinem inneren Zentrum.

Der stille Impuls deiner Seele

Du musst nicht funktionieren. Nicht jeden Tag stark sein und auch nicht alles im Griff haben.

Du darfst müde sein. Du darfst überfordert sein und du darfst auch innehalten. Denn dein Körper ist kein Schlachtfeld, das durch Disziplin bezwungen werden muss. Er ist ein Tempel. Ein feines, empfindsames System, das spürt, was du nicht aussprichst, und trägt, was du dir nicht erlaubst zu fühlen.

Stress ist kein Fehler, er ist ein Ruf. Ein Ruf deines Nervensystems, das dich bittet, gesehen und gehört zu werden: *Halte mich nicht zusammen, wenn ich mich nach Loslassen sehne.*

Vielleicht ist es nicht die Ernährung, nicht das neue Superfood, nicht die perfekte Morgenroutine, die deine Heilung einläutet. Vielleicht ist es das eine, tiefe Einatmen, dieses bewusste Ausatmen. Diese fünf Minuten am Fenster. Dieses ehrliche Nein zu etwas, das dich überfordert, und das stille Ja zu dir.

Wenn du beginnst, dem Lärm in dir Raum zu geben, verstummt er. Wenn du beginnst, dich selbst zu halten, hört dein Körper auf, sich zu wehren. Und plötzlich entsteht Stille. In dieser Stille kann Heilung beginnen, leise und tief.

Einladung zur Umsetzung

Gib deinem Körper heute drei stille Momente:

1. Atme bewusst. Zwei Minuten reichen. Lass den Ausatem länger fließen als den Einatem. Bevor du schläfst, leg dich auf den Rücken, Hände auf den Bauch. Zähle beim Einatmen bis vier, beim Ausatmen bis sechs. Spür, wie dein Nervensystem loslässt.
2. Wähle heute eine Sache, auf die du verzichten darfst. Ein Nein aus Fürsorge.
3. Trinke dein Wasser langsam und mit geschlossenen Augen. Stell dir vor, wie jede Zelle dankbar aufatmet.

Und wenn du spürst, dass dein Stress steigt, halte inne. Nicht später. Jetzt.

17. Schlaf und deine nächtliche Heilungsreise

Was dein Geist längst weiß

Sie lag da – und das seit Stunden. Das Zimmer war dunkel und die Welt still. Nur in ihr: ein Summen. Nicht laut, nicht greifbar. Ein inneres Flirren, das sie wachhielt. Wacher, als sie sein wollte. Die Decke schwer auf der Brust. Der Kopf voller Gedanken, die niemand hören konnte. Fragen, die sich im Kreis drehten. Angst, dass der nächste Tag zu groß ist. Angst, dass sie nicht stark genug ist.

Sie drehte sich zur Seite und wieder zurück. Dann auf den Rücken. Der Körper war erschöpft, doch der Schlaf kam nicht.

Und dann, ganz leise, eine Erinnerung. An eine Nacht in ihrer Kindheit. Wie sie im Garten lag auf einer alten Decke, in den Sternenhimmel blickte und das Gefühl hatte, dass da etwas ist, das größer ist als sie. Etwas, das hält. Ohne Fragen und ohne Bedingungen.

Sie atmete ein, langsam und tief. Und da war kein Schlaf, aber Frieden. Ein erstes Loslassen. Ein kleines Ja. Kein Abschied in den Schlaf, aber ein leises Ankommen bei sich selbst.

Auf einmal war das Summen nicht mehr bedrohlich. Es war nur ein Zeichen, dass sie noch lebt, dass noch etwas in ihr ruft. Und dass genau hier, in diesem Wachsein, der nächste Schritt der Heilung beginnt.

Dein Körper spricht mit dir

Du weißt wahrscheinlich selbst, wie es ist, wenn der Schlaf ausbleibt. Wenn der Körper müde ist, aber dein Kopf weiter aktiv bleibt. Wenn Gedanken kreisen, Ängste auftauchen, dein Nervensystem nicht abschaltet und die Stunden vergehen, ohne dass echte Erholung eintritt. Als Jugendlicher habe ich genau das erlebt. Herzrhythmusstörungen begleiteten mich durch viele Nächte. Erst viel später wurde mir bewusst, dass mein Körper auf unterschwellige Ängste reagierte, für die ich damals keine Worte hatte. Ich lag wach, fragte mich, warum ich anders war, und verstand erst Jahre später, wie eng Schlaf mit innerer und körperlicher Balance verknüpft ist.

Schlaf ist kein Luxus, er ist ein biologisches Grundbedürfnis. Dein Organismus braucht ihn, um gesund zu bleiben und um Heilung zu ermöglichen. Im Inneren deines Körpers existiert ein präziser Ablaufplan, der in der Nacht aktiviert wird. Besonders nachts finden entscheidende Regenerationsprozesse statt. Deine Zellen reparieren sich, dein Immunsystem wird gestärkt, deine Hormone werden ausbalanciert und dein Körper beginnt mit der Entgiftung. Dieser Ablauf folgt einem inneren Takt, der nicht durch äußere Zeitvorgaben gesteuert wird, sondern durch biochemische Rhythmen, die tief in deinem Organismus verankert sind.

Auch in dieser Phase spielt die Leber eine zentrale Rolle. Sobald du dich abends hinlegst, beginnt sie zur Ruhe zu kommen. In den frühen Morgenstunden wird sie erneut aktiv, filtert dein Blut, baut Altlasten ab und unterstützt deine Reinigung auf körperlicher Ebene. Wenn du in dieser Zeit nicht richtig schläfst oder dich unruhig fühlst, kann die Leber ihre Aufgaben nur eingeschränkt erfüllen.

Auch wenn du das Gefühl hast, nicht richtig zu schlafen, beginnt dein Körper mit der Heilung. Schon das Liegen im Dunkeln, das bewusste Ruhen mit geschlossenen Augen, verändert deinen Zustand. Viele Menschen geraten in Panik, wenn sie nicht schnell einschlafen. Doch dein Körper folgt nicht allein dem Wunsch nach Tiefschlaf. Auch in einem Zustand des Wachliegens startet er Regenerationsprozesse. Der wichtigste Schritt ist deshalb, den Druck herauszunehmen. Je mehr du versuchst, den Schlaf zu erzwingen, desto weniger wird er kommen. Wenn du dir erlaubst, zu ruhen, beginnt Entspannung. Und mit ihr beginnt Regeneration.

Schlafprobleme haben Ursachen. Eine davon liegt in der Belastung durch Viren. Diese Mikroorganismen geben Neurotoxine ab, die deine Nervenzellen beeinflussen. Dadurch wird die Bildung wichtiger Neurotransmitter blockiert, etwa von Serotonin, Dopamin oder GABA. Diese Botenstoffe sind essenziell, damit dein Gehirn die richtigen Signale senden kann, um dich in den Schlaf zu begleiten. Fehlen sie oder sind sie in ihrer Funktion eingeschränkt, gerät dein gesamter Rhythmus aus dem Gleichgewicht.

Auch eine geschwächte Leber kann deinen Schlaf unterbrechen. Wenn sie durch eine fettlastige oder stark belastende Ernährung gestaut ist, kann es in der Nacht zu unwillkürlichen Kontraktionen kommen. Diese leichten Spasmen wirken wie ein inneres Zucken. Du nimmst sie vielleicht kaum wahr, aber sie wecken dein Nervensystem auf. Besonders häufig tritt das morgens gegen drei Uhr auf, also zu der Zeit, in der deine Leber eigentlich wieder aktiv wird. Dadurch wachen sogar einige Menschen auf.

Deine Nebennieren tragen ebenfalls Verantwortung für einen gesunden Schlaf. Bei anhaltendem Stress schütten sie dauerhaft Stresshormone aus. Diese Hormone geraten aus der Balance, wenn deine Erholungsphasen zu kurz sind. Das hat direkte Auswirkungen auf deinen Einschlafprozess. Cortisol, Adrenalin, Noradrenalin und weitere hormonelle Impulse steuern den Übergang zwischen Tag und Nacht. Wenn diese nicht mehr harmonisch zusammenspielen, fühlt sich dein Körper zu keiner Zeit wirklich bereit zur Ruhe.

Auch toxische Metalle wie Quecksilber, Kupfer, Kadmium oder Aluminium können deinen Schlaf erheblich stören. Sie lagern sich in deinem Nervensystem ab, stören die elektrischen Signale im Gehirn und verhindern die normale Ausschüttung von Botenstoffen. Durch ihre oxidierende Wirkung verändern sie die Informationsübertragung in deinem Körper. Dein Nervensystem kann den Impuls zum Einschlafen nicht mehr klar empfangen. Das Ergebnis ist ein gestörter Schlafrhythmus und das Ausbleiben der wichtigen Tiefschlafphasen.

Schlafstörungen sind kein Ausdruck von Schwäche, sie sind Hinweise auf eine Überlastung deines Systems. Sowohl körperlich als auch seelisch. Und sie wirken sich tief auf deine Fähigkeit zur Heilung aus. Erst im Zustand tiefer Ruhe kann dein Körper vollständig regenerieren. Der Schlaf stärkt dein Immunsystem. Er stabilisiert deine Schilddrüsenfunktion, unterstützt die Leber bei ihrer nächtlichen Entgiftung und bringt deinen Neurotransmitterhaushalt wieder in ein gesundes Gleichgewicht. All diese Prozesse bilden unter anderem das Fundament für echte, nachhaltige Heilung.

Du kannst deinen Schlaf gezielt unterstützen. Bereits einfache Maßnahmen etwa dreißig Minuten vorm Zubettgehen machen einen Unterschied. Ein Getränk aus warmem Wasser, etwas Zitronen- oder Limettensaft und einem Teelöffel Honig am Abend wirkt beruhigend. Mango liefert deinem Gehirn Glukose, die es zur Regeneration braucht. Auch Datteln versorgen dich mit natürlichem Zucker und fördern die Serotoninbildung. Zitronenmelisse hat eine entspannende Wirkung auf dein Nervensystem. Süßkartoffeln enthalten nicht nur Mineralien, sie bieten auch komplexe Kohlenhydrate, die zur Bildung wichtiger Neurotransmitter beitragen. Selbst ein Glas Kokoswasser kann helfen, da es den Elektrolythaushalt stabilisiert und dein Nervensystem entlastet.

Wenn du mit Schlafproblemen zu tun hast, verurteile dich nicht dafür. Du brauchst nur das nötige Wissen. Denn dein Körper arbeitet, auch wenn du es nicht spürst. Und jeder Schritt, mit dem du ihn unterstützt, bringt dich zurück in deinen natürlichen Rhythmus. Schlaf ist kein Rätsel, er ist ein biologischer Prozess. Und je mehr du verstehst, wie er funktioniert, desto leichter fällt es deinem Körper, ihn wiederzufinden.

Der stille Impuls deiner Seele

Es gibt einen Ort in dir, den kein Gedanke erreichen kann. Kein Lärm, keine Sorge, kein Müssen. Diesen Ort betreten wir im Schlaf, getragen von Hingabe, fern jeder Absicht. Denn Schlaf ist kein Zustand, den du erzwingen musst. Er ist ein Raum, den du betreten darfst. Ein heiliges Zwischenreich, in dem dein Körper erinnert, was dein Geist vergessen hat:

Heilung geschieht im Loslassen. Nie im Festhalten.

Wenn du nachts wach liegst, verurteile dich nicht. Die Heilung beginnt nicht erst mit dem Einschlafen, sie beginnt mit dem Hinlegen. Mit dem Schließen der Augen und mit dem Vertrauen, dass du nicht mehr tun musst. Dein Körper weiß, was zu tun ist. Er nutzt jede Minute, auch wenn dein Geist rebelliert. Auch wenn du denkst, nichts passiert.

Du wirst immer gehalten. Von der Dunkelheit, die keine Bedrohung ist, nur eine Umarmung.

Schlaf ist kein Verschwinden, er ist Rückkehr. Zu dir. In deinen Ursprung und in den Raum, wo alles beginnt. Regeneration, Zellneubildung, Frieden.

Und selbst wenn du nur ruhst, du ruhst nicht umsonst. Du bist auf dem Weg. In die Tiefe deiner eigenen Wiederherstellung.

Vertraue. Du darfst dich fallen lassen.

Einladung zur Umsetzung

Bereite deinen Schlafraum vor. Lüfte, räume auf, dimm das Licht und verbanne elektronische Geräte. Stell dir vor, du betrittst einen Tempel.

1. Trinke ein warmes Einschlafelixier, zum Beispiel Wasser mit Honig, etwas Zitrone, vielleicht Melisse. Halte die Tasse wie ein Versprechen an deinen Körper.
2. Leg dich hin. Eine Hand aufs Herz, eine auf den Bauch. Atme tief ein, langsam aus. Flüstere innerlich: *Ich bin sicher. Ich darf ruhen.*
3. Nähre dein Nervensystem mit etwas natürlicher Glukose. Eine Mango. Zwei Datteln. Eine Süßkartoffel. Mit Dankbarkeit.
4. Schalte eine Stunde vor dem Schlafen alles Digitale aus. Erlaube Stille.

18. Bewegung und die sanfte Aktivierung deiner Lebenskraft

Was dein Geist längst weiß

Es war einer dieser Tage, an denen selbst das Aufstehen wie eine zu große Entscheidung wirkte. Die Müdigkeit lag nicht nur in den Muskeln, sie durchzog ihr Wesen wie ein Nebel. Es war keine Müdigkeit nach getaner Arbeit. Es war eine tiefe Erschöpfung, die aus dem Innersten kam und sich jeder Erklärung entzog.

Sie saß auf der Bettkante, barfuß. Der Boden war kühl unter ihren Füßen und ihr Blick blieb an nichts hängen. Im Raum vibrierte das leise Summen des Kühlschranks, aus dem Fenster drangen die Rufe der Vögel, in ihr herrschte ein weiter, leerer Raum.

Der Wunsch, zu liegen, blieb stark. Es war kein Widerstand, vielmehr ein tiefes Bedürfnis nach Rückzug. Der Körper kannte keine Lust auf Bewegung. Nur Stille, nur Schwere, nur dieses unendliche „Noch nicht".

Und doch war da etwas. Ein leiser Impuls wie aus einer anderen Schicht. Nur ein Gedanke. Drei Schritte. Nur diese Idee: Drei bewusste Schritte durch den Raum. Langsam, barfuß, atmend.

Der erste Schritt: ein Kontakt. Der zweite: ein Aufrichten. Der dritte: ein leises Erwachen.

Es geschah kein Wunder, keine plötzliche Energie, keine Euphorie. Aber etwas hatte sich bewegt. Sie hatte sich selbst berührt. Mit Würde und Respekt.

Als sie wieder saß, war die Erschöpfung nicht verschwunden. Aber sie war nicht mehr allein.

Sie war mit sich in Berührung gekommen, mit ihrer Bereitschaft, wieder aufzutauchen. Im Stillen. Und dieser Moment reichte. Nicht für alles, aber für jetzt. Und das war genug.

Dein Körper spricht mit dir

Es gibt Tage, an denen allein der Gedanke an Bewegung eine Herausforderung darstellt. Dein Körper wirkt müde, der Atem bleibt flach, die Muskeln reagieren zögerlich. In solchen Phasen erscheint jede körperliche Aktivität wie ein zusätzlicher Kraftakt. Gerade in Zeiten von Krankheit, Erschöpfung oder nach langen Ruhephasen hilft es, Bewegung aus einem anderen Blickwinkel zu betrachten. Nicht als Maßnahme zur Leistungssteigerung und schon gar nicht als etwas, das du erfüllen musst. Es ist hauptsächlich ein Impuls, der deinen Körper daran erinnert, dass Leben durch ihn hindurchfließt.

Bewegung ersetzt keine gezielte Ernährung. Sie ersetzt keine tiefergehenden Heilprozesse und keine bewusste Entgiftung, aber sie ergänzt. Sie begleitet und stützt das, was im Inneren bereits arbeitet. Sie bringt Dynamik in Zustände, die lange statisch waren. Und sie wirkt nicht über das Ausmaß der Anstrengung, sondern über ihre Qualität. Sanfte Bewegungen, die mit deinem aktuellen Zustand übereinstimmen, können eine wichtige Rolle einnehmen, auch die innere Bereitschaft, dich deinem Körper wieder zuzuwenden.

Ein besonders bedeutender, häufig unterschätzter Effekt entsteht im Lymphsystem. Anders als das Herz besitzt dieses System keine eigene Pumpe. Es ist auf deine Bewegung angewiesen. Erst durch äußere Aktivierung kann die Lymphe zirkulieren, Krankheitserreger binden, Zellreste ausleiten und dadurch das Immunsystem entlasten. Für Menschen mit chronischen Beschwerden, mit Anzeichen von Entgiftung oder mit einem geschwächten Organismus ist dies ein stiller, aber wirkungsvoller Mechanismus. Bewegung bringt hier nicht Erschöpfung, sondern Unterstützung.

Du musst dich dabei nicht überfordern. Bewegung kann kurz sein. Schon wenige Minuten achtsamer Aktivität reichen aus, um deinem

System ein Signal zu senden. Für jemanden, der lange im Bett lag, kann eine einfache Dehnung bereits eine spürbare Veränderung bewirken. Es geht hier nicht um Trainingspläne oder feste Programme. Es geht um die Entscheidung, deinem Körper wieder einen ersten Impuls zu geben. Ein bewusster Schritt durch deine Wohnung, eine Drehung der Schultern, ein aufrechter Stand am Fenster. All das kann ausreichen, um in dir etwas in Bewegung zu bringen, vielleicht nicht sofort sichtbar, aber spürbar.

Auf zellulärer Ebene beginnen Prozesse, die neue Energie bereitstellen. Die Atmung vertieft sich, die Durchblutung nimmt zu, Sauerstoff erreicht deine Gewebe. Deine Mitochondrien, die Energielieferanten deiner Zellen, beginnen aktiver zu arbeiten. Sie produzieren ATP, die Basis deiner körperlichen Kraft. Besonders in Phasen, in denen du dich schwach fühlst, wirkt Bewegung wie ein leiser Motor, der dich wieder ins Gleichgewicht bringt.

Auch deine Leber reagiert auf diese Aktivierung. Ihre Fähigkeit, Schadstoffe zu filtern, Hormone zu verarbeiten, Nährstoffe zu speichern und das Nervensystem zu entlasten, hängt mit einer guten Durchblutung zusammen. Wenn dein Kreislauf stagniert, arbeitet die Leber unter erschwerten Bedingungen. Sanfte Bewegung bringt den Blutfluss in Gang und unterstützt die Leber bei ihrer Arbeit. Das ist nicht die Lösung für alles, aber ein weiterer Beitrag zur Entlastung.

Es ist wichtig, dass du deinen eigenen Rhythmus achtest. Was für andere eine kleine Bewegung ist, kann für dich bereits ein Fortschritt sein. Du brauchst dich nicht an äußeren Maßstäben zu orientieren, dein Maß liegt in deinem Empfinden. An manchen Tagen wirst du mehr Raum in dir spüren, an anderen Tagen weniger. Das ist aber kein Rückschritt, denn es ist ein Teil der natürlichen Regeneration. Ziel ist nicht das Erreichen einer bestimmten Form. Das Ziel ist die Verbindung zu dir selbst.

Auch deine Stimmung wird sich durch Bewegung verändern. Du nimmst dich wieder wahr, dein Kreislauf reagiert, deine Sinne öffnen sich, deine Gedanken werden freier. Gerade in langen Phasen der Erkrankung, in denen sich vieles schwer anfühlt, kann Bewegung ein

Gefühl von innerer Weite ermöglichen. Ein kurzer Gang an die frische Luft, einige tiefe Atemzüge in Bewegung, all das kann bereits helfen, den inneren Druck zu lösen. Vielleicht nur für kurze Zeit, aber oft genügt das schon, um deine Richtung neu zu finden.

Es ist nachvollziehbar, wenn du spürst, dass deine Kraft begrenzt ist und wenn dein Körper Widerstand zeigt. Nimm dieses Gefühl ernst. Und wenn es möglich ist, geh einen Schritt. Du darfst es, dein Körper ist bereit dafür. Weil dieser Schritt kein Beweis deiner Stärke sein muss, er zeigt dein Vertrauen. Vertrauen in dich und in deinen Weg.

Du darfst nicht erwarten, dass Bewegung alles auf einmal verändert. Aber sie gehört zu den Elementen, die deine Heilung unterstützen. Du musst keine sportlichen Ziele verfolgen, brauchst keine Regelmäßigkeit und keinen Trainingsplan. Es reicht, wenn du dich erinnerst, dass dein Körper für Bewegung gemacht ist. Und dass jede Bewegung, die aus einem inneren Impuls heraus entsteht, ein Beitrag ist. Ein Beitrag zu mehr Lebendigkeit, zu mehr Zirkulation, zu einer neuen Ordnung in deinem System.

Du kannst heute damit beginnen oder morgen. Oder dann, wenn es sich stimmig für dich anfühlt. Es geht einfach darum, dich selbst wieder als lebendig zu erleben.

Der stille Impuls deiner Seele

Du bist für Bewegung gemacht, nicht für Leistung. Für das Leben.

Bewegung ist nicht etwas, das du tun musst. Sie ist Ausdruck deines Daseins. Sie ist Erinnerung an deinen Ursprung. In dir pulsiert ein Strom, der nie stillsteht. Dein Körper weiß das. Er will sich ausbreiten, ausrichten, aufrichten. Um sich selbst zu spüren, ganz ohne Erwartung.

Es braucht keine perfekten Abläufe, keine Zielvorgaben und keine Kontrolle. Was es braucht, ist deine Erlaubnis. Die Erlaubnis, dich zu bewegen, auch wenn es klein beginnt. Ein leichtes Strecken im Bett, ein Aufrichten der Wirbelsäule, ein Öffnen der Schultern. Eine Geste des Körpers, die sagt: *Ich bin noch da.*

Bewegung ist kein Beweis von Kraft, sie ist ein Ausdruck von Verbindung. Mit dir. Mit dem Moment. Mit dem Leben selbst.

Vielleicht hast du lange gedacht, du müsstest erst stark genug sein. Vielleicht hast du darauf gewartet, dich besser zu fühlen, bevor du beginnst. Doch was dein Körper braucht, ist nicht dein Warten. Sondern deine Aufmerksamkeit. Du darfst spüren und du darfst dich in deiner Zartheit zeigen.

Wenn du dich bewegst, auch ganz leicht, erinnerst du deinen Körper daran, dass er lebendig ist. Jeder kleine Impuls wird zur Botschaft: *Ich bin bereit, mich wieder zu fühlen. Ich gehe los.*

Du bist kein Projekt. Du bist ein lebendiger Prozess. Und jeder Atemzug, jeder Schritt, jede Bewegung ist ein stilles Gebet an das Leben, dich zu halten. So wie du bist.

Einladung zur Umsetzung

Dein Körper wartet nicht auf Anweisungen. Er wartet auf dein Gespür.

1. Beginne mit dem, was sich nach dir anfühlt. Vielleicht ein Strecken im Bett, ein Drehen deines Oberkörpers, ein paar Schritte durch den Raum. Wähle Bewegung, die dich nicht fordert, sondern in Verbindung bringt.
2. Aktiviere deinen Fluss. Setze dich aufrecht hin. Rolle deine Schultern langsam nach hinten. Hebe deine Arme beim Einatmen, senke sie beim Ausatmen. Wiederhole die Bewegung mit deinem Atem. Spüre, wie dein System sich öffnet.
3. Lass deinen Körper antworten. Lege deine Hände auf Herz und Bauch. Atme und frage dich: Was fühlt sich heute nach Leben an? Geh dem nach.

4. Finde deinen inneren Rhythmus wieder. Lass Musik durch den Raum strömen. Bewege dich mit ihr, egal wie. Schließe deine Augen, spüre dein Gewicht, erinnere dich an deinen natürlichen Puls.
5. Komm in Berührung mit der Erde. Geh barfuß, wenn du kannst. Auf Gras, auf Holz, auf Stein. Fühle, wie dein Körper getragen wird. Lass jeden Schritt ein Zeichen sein: *Ich bin da.*

19. Achtsamkeit beim Essen

Was dein Geist längst weiß

Sie stand in der Küche, die Jacke noch halb über den Stuhl gehängt, das Handy vibrierte zum dritten Mal. Aber sie rührte sich nicht.

Ihr Blick ruhte auf einem Apfel, der schon seit Tagen dort lag. Er war kein besonders schöner Apfel. Eine kleine Delle an der Seite, die Farbe leicht verblichen. Und doch wirkte er in diesem Moment wie ein stiller Zeuge von etwas, das sie vergessen hatte.

Sie nahm ihn in die Hand. Spürte die kühle, glatte Schale. Roch an ihm. Und dann, statt ihn wie sonst rasch nebenbei zu essen, setzte sie sich, einfach so. Ohne Plan, ohne Musik und ohne Ablenkung.

Sie biss hinein. Und für einen winzigen Augenblick wurde alles still. Der Biss knackte sanft. Der Geschmack breitete sich aus, süß und lebendig. Sie kaute langsam und spürte, wie ihr Körper sich entspannte, ganz von selbst. Es war, als hätte sie ihn eingeladen. Durch keine Worte, allein durch diese einfache, ehrliche Geste: *Ich bin hier. Ich höre dich. Ich nähre dich.*

Zum ersten Mal seit Tagen war da keine Hast. Keine Liste im Kopf, nur dieser Apfel und sie.

Sie erinnerte sich nicht mehr an den Rest des Abends. Aber sie erinnerte sich an diesen Moment. Weil er etwas in ihr berührt hatte, etwas das zu lange gewartet hatte. Den Wunsch, sich selbst wieder näher zu kommen.

Dein Körper spricht mit dir

Ein Großteil der Bevölkerung hat heute den Bezug zu einer echten Verbindung mit dem Essen verloren. Zwischen Termindruck, Verpflichtungen und ständiger Reizüberflutung wird Nahrung oft nur noch funktional wahrgenommen. Der Blick aufs Handy, Stimmengewirr im Hintergrund und das Tempo des Alltags verdrängen jene Stille, in der der Körper sich auf die Nahrungsaufnahme vorbereiten könnte. Dabei liegt genau zu diesem Zeitpunkt, in dem du dich dem Essen zuwendest, ein bedeutender Teil deiner körperlichen Erneuerung. Es zählt nicht nur, was du zu dir nimmst, sondern ebenso, wie du es tust. Achtsames Essen ist keine Theorie, es ist eine physiologisch wirksame Handlung, die deine Verdauung, die Aufnahme der Nährstoffe und dein körperliches Empfinden beeinflusst.

Wenn du während der Mahlzeit gedanklich bei einem Problem, einem Gespräch oder deiner Aufgabenliste bist, sendet dein Nervensystem ein klares Signal, dass der Körper im Zustand der Wachsamkeit bleibt. Der Verdauungsprozess wird dabei nicht vollständig aktiviert. Dein System schüttet weniger Verdauungssäfte aus, der Magen arbeitet verzögert, Nährstoffe werden schlechter aufgeschlossen. Dies kann zu einem Gefühl der Trägheit nach dem Essen führen, zu Blähungen, Unwohlsein und langfristig zu Nährstoffmängeln, selbst wenn du hochwertige Lebensmittel wählst.

In der Praxis zeigt sich mir immer wieder, dass Menschen bereits viele bewusste Entscheidungen für ihre Ernährung getroffen haben. Sie verwenden frische Zutaten, achten auf Qualität und meiden belastende Stoffe. Doch ein entscheidender Aspekt fehlt häufig. Die Art und Weise, wie gegessen wird. Meist schnell, nebenbei und unter Zeitdruck. Gespräche lenken ab, das Handy liegt griffbereit, der Kopf bleibt aktiv. Erst wenn man beginnt, beim Essen wirklich präsent zu sein, verändert sich die Wirkung der Nahrung. Der Körper signalisiert ein deutliches Feedback. Die Verdauung verläuft ruhiger, das Sättigungsgefühl setzt früher ein, das Energielevel bleibt stabiler. Was dabei geschieht, lässt sich klar beschreiben. Der Körper kehrt zurück in einen Zustand, der ihm vertraut ist. Er erkennt das Essen als Nahrung, nicht als Störung.

Die Vorbereitung spielt dabei eine wichtige Rolle. Nicht erst am Tisch beginnt der Prozess, der deinen Körper auf die Mahlzeit einstimmt. Bereits das Waschen von Gemüse, das Riechen frischer Kräuter oder das ruhige Schneiden einzelner Zutaten aktivieren physiologische Abläufe. Verdauungsenzyme werden ausgeschüttet. Der Körper stellt sich auf Aufnahme ein. Wenn du dich dann bewusst hinsetzt, dich dem Essen widmest, mit Pausen kaust und den Geschmack wahrnimmst, verändert sich dein inneres Milieu. Der Vagusnerv wird aktiviert und der Parasympathikus beginnt seine Arbeit. Dein System wechselt vom Aktivitätsmodus in einen Zustand der Verarbeitung und Regeneration.

Eine Vielzahl an Menschen erlebt beim Versuch, achtsamer zu essen, eine gewisse Unruhe. Das langsame Essen fühlt sich fremd an. Der Körper hätte die Fähigkeit dazu, doch der Geist weicht aus. Es ist diese innere Spannung, die dich ablenkt. Wer ständig beim Essen flüchtet, gedanklich oder emotional, hat meist den Kontakt zum eigenen Empfinden verloren. Doch genau dieser Kontakt ist entscheidend, um zu spüren, was du brauchst, wann du satt bist und welche Nahrungsmittel dir wirklich guttun. Auch emotionale Muster zeigen sich in diesem Moment. Der Griff zu Süßem am Nachmittag, das Verlangen nach Fettigem am Abend oder das gedankenlose Öffnen des Kühlschranks, all das sind Signale. Dein Körper spricht in Reaktionen. Er reguliert sich über Muster, die dir vielleicht nicht bewusst sind. Sobald du beginnst, diese Muster wahrzunehmen, ohne sie zu unterdrücken, entstehen Möglichkeiten für neue Entscheidungen.

Die Leber reagiert besonders empfindlich auf dein Essverhalten. Sie registriert nicht nur die Zusammensetzung der Nahrung, sondern auch den Zeitpunkt, die Häufigkeit und das emotionale Umfeld, in dem du isst. Große Portionen zu später Stunde, hastige Mahlzeiten oder das Zusammenspiel von Stress und Nahrung überfordern ihre Kapazität. Wenn du jedoch mit Ruhe isst, Pausen zwischen den Mahlzeiten einhältst und die Sättigung wieder wahrnimmst, entlastest du dieses zentrale Organ. Die Leber kann ihre Funktionen besser erfüllen. Sie verarbeitet Stoffwechselreste effizienter, bildet Galle und Enzyme, filtert Schadstoffe und reguliert Hormone.

Auch deine psychische Verfassung kann sich durch achtsames Essen spürbar verändern. Menschen, die unter innerer Anspannung, Nervosität oder gedrückter Stimmung leiden, berichten häufig, dass sich ihr Zustand bessert, sobald sie beginnen, ihre Mahlzeiten bewusst zu gestalten. Der Mensch braucht Rhythmen; sie geben Orientierung. Essen ist einer dieser Rhythmen, der dir täglich zur Verfügung steht. Wenn du ihm wieder Bedeutung gibst, stärkst du dich nicht nur körperlich. Du kehrst zurück in ein Gefühl von Verlässlichkeit. Du spürst, dass du Einfluss hast. Du gibst deinem Körper das Zeichen, dass du wieder präsent bist.

Große Veränderungen entstehen oft durch kleine, alltägliche Schritte. Achtsames Essen ist ein solcher Schritt. Wenn du bereit bist, ihn zu gehen, wirst du nicht nur besser verdauen, du wirst auch lernen, feiner zu unterscheiden. Du wirst spüren, wann du wirklich Hunger hast und wann es ein inneres Bedürfnis ist, das dich zum Essen drängt. Du wirst entdecken, dass jede Mahlzeit eine Gelegenheit ist, dich selbst wahrzunehmen. Und genau hier darf dein Weg zurück in ein gesundes Gleichgewicht beginnen.

Der stille Impuls deiner Seele

Essen ist mehr als Versorgung, es ist Beziehung. Zwischen deinem Körper und der Erde. Zwischen deiner Seele und dem Leben.

Wenn du dich an einen Tisch setzt, hältst du nicht nur eine Mahlzeit in den Händen. Du hältst Erinnerung – an Wachstum, an Sonne, an Leben, das weitergegeben wird.

Jeder Bissen ist eine Einladung. Nicht, dich zu füllen, sondern dich zu erinnern. Daran, dass du es wert bist, genährt zu werden. Daran, dass dein Körper mehr braucht als Kalorien. Er braucht deine Anwesenheit.

Wenn du beginnst, mit echten Sinnen zu essen, verändert sich etwas. Die Bewegung wird ruhiger, der Atem tiefer. Dein Körper öffnet sich. Für das, was du ihm gibst, und für das, was du dabei über dich lernst.

Achtsamkeit beim Essen ist kein Konzept, es ist Rückverbindung. Mit deinem Ursprung, mit dem Teil in dir, der weiß, wie Heilung geschieht.

Wenn du isst, als wärst du nicht da, bleibt dein Körper allein zurück. Doch wenn du beginnst, dich mit ihm an einen Tisch zu setzen, nicht nur körperlich, sondern ganz, beginnt eine andere Form der Nähe. Dann wird ein einfacher Apfel zum Übergang. Zwischen dem, was außen war, und dem, was in dir wieder lebendig wird.

An dieser Stelle gibt es kein Ziel, nur Gegenwart. Keinen Plan, nur Wahrnehmung.

Dein Körper versteht diese Sprache. Er wartet nicht auf perfekte Ernährung, er wartet auf deine Ankunft.

Einladung zur Umsetzung

1. Bereite mindestens eine Mahlzeit am Tag bewusst zu. Wähle, was leicht ist und dich wirklich nährt. Denn Essen beginnt nicht mit dem ersten Bissen, sondern mit deiner inneren Haltung.
2. Schaffe dir einen ruhigen Ort. Lege also das Handy weg, lösche Ablenkung. Setz dich hin wie zu einem bedeutenden Gespräch nur mit dir selbst. Vielleicht zündest du auch eine Kerze an.
3. Und jetzt die Herausforderung: Kau langsam. Schmecke, spüre. Achte darauf, wann dein Körper genug hat. Ein leiser Dank am Ende reicht.

Wenn du auch nur eine Mahlzeit am Tag mit echter Aufmerksamkeit gestaltest, beginnt dein Körper zu reagieren. Er nimmt wahr, dass du bei ihm bist.

20. Digital Detox

Was dein Geist längst weiß

Es war mitten in der Toskana. Ein altes Steinhaus, eingebettet zwischen Olivenhainen, kein WLAN, kein Empfang.

Sophie war nicht freiwillig dort. Es war ein Geschenk ihrer Schwester, eine Woche Rückzug. Sie hatte es belächelt. „Ohne Internet? Ohne Nachrichten? Ohne meine Welt?“ Doch etwas in ihr hatte genickt, leise und müde.

Am ersten Tag wanderte sie rastlos durchs Haus. Immer wieder griff sie instinktiv zum Handy. Kein Empfang und keine Ablenkung. Nur sie selbst.

Ihr Blick wanderte aus dem Fenster. Zitronenbäume, ein schwacher Windhauch. Und dieser seltsame Druck im Brustkorb, den sie sonst mit Terminen zudeckte.

Am dritten Tag hörte sie zum ersten Mal wieder ihre eigenen Gedanken. Nicht die To-dos, nicht die Stimmen von außen. Sondern etwas Tieferes. Ein Satz, der auftauchte wie aus dem Nichts: *Ich habe dich vermisst.*

Sie wusste sofort, wer da sprach. Es war nicht ihre Schwester und auch nicht irgendein Mensch. Es war ihr eigener innerer Raum. Der Teil in ihr, der nie laut war, nur da. Still wartend.

Am siebten Tag lag sie im Gras. Kein Bedürfnis, das Handy zu holen. Nur der Himmel, die Sonne und sie selbst.

Und erst jetzt, nach so vielen Jahren, fühlte sie sich … anwesend. Wirklich hier. Ganz.

Dein Körper spricht mit dir

Die Vorstellung, einmal für ein paar Stunden nicht erreichbar zu sein, löst bei den meisten heute ein gewisses Unbehagen aus. Dein Handy liegt immer in Reichweite. Der Laptop ist selten komplett ausgeschaltet. Deine Uhr meldet sich bei jeder Nachricht. Pausen, wie sie früher ganz selbstverständlich waren, existieren kaum noch. Weder für das Auge noch für das Nervensystem. Doch genau diese Pausen sind heute unverzichtbar. Denn die ständige Reizflut wirkt auf den Körper wie ein unterschwelliger Stressor. Langfristig schwächt sie dich.

Die moderne Informationswelt kennt kein Innehalten mehr. Digitale Geräte sind rund um die Uhr im Einsatz. Kommunikation, Organisation, Unterhaltung, Ablenkung, alles ist immer nur einen Klick entfernt. Was dabei verloren geht, ist der Moment echter Ruhe. Der Moment, in dem dein System durchatmen könnte. In der Praxis zeigt sich immer häufiger, dass genau dieser Moment fehlt. Es mangelt an dem Wechselspiel zwischen Anspannung und Erholung.

Dein autonomes Nervensystem ist auf Ausgleich angewiesen. Der Sympathikus aktiviert dich. Der Parasympathikus bringt dich zur Ruhe. Idealerweise wechseln sich diese beiden Zustände ab. Doch wenn du fortwährend auf Informationen reagierst, ständig erreichbar bist und Impulsen folgst, bleibt dein System dauerhaft in Alarmbereitschaft. Auch wenn du denkst, du entspannst dich, dein Körper bleibt angespannt. Die Folge ist eine chronische Überreizung, die sich schleichend aufbaut und sich irgendwann zeigt – in Form von Müdigkeit, Nervosität, Schlafstörungen, innerer Unruhe oder diffusen Beschwerden.

Ein Nervensystem, das nie abschaltet, verliert mit der Zeit seine Flexibilität. Der Wechsel von Aktivität zu Regeneration gelingt immer schlechter. Du liegst im Bett, doch der Schlaf bleibt aus. Du hast frei, doch deine Gedanken kreisen. Du fährst in den Urlaub, fühlst dich aber innerlich wie in einem Besprechungsraum. Dein System hat vergessen, wie Entspannung geht. Dabei ist gerade dieser Zustand ebenfalls entscheidend für jede Heilung.

Ein Blick in die Natur macht deutlich, wie Regulation funktioniert. Ein Hund, der eine stressige Situation erlebt hat, schüttelt sich anschließend. Dieser Reflex ist kein Zufall. Er dient dazu, aufgestaute Spannung direkt abzugeben. Das Nervensystem wird durch die Bewegung neu kalibriert. Tiere speichern Stress nicht im Körper. Sie entladen ihn sofort. Dadurch bleiben sie gesund. Das ist gelebte Resilienz.

Beim Menschen sieht das anders aus. Nach einer stressigen Situation folgt oft sofort die nächste. Es wird weitergemacht. Keine Pause, keine Entladung und keine Verarbeitung. Der Stress bleibt gespeichert. Und je länger er bleibt, desto sichtbarer wird er. Die Symptome erscheinen oft ohne erkennbaren Grund. Denn du ernährst dich bewusst, du bewegst dich, du achtest auf Schlaf. Trotzdem fehlt dir die Erholung. In vielen Fällen ist es die ständige digitale Reizkulisse, die dich aus dem Gleichgewicht bringt. Nicht nur soziale Medien oder Nachrichten. Auch berufliche Mails, Kalender-Apps, Schrittzähler oder Trackingsysteme halten dein Nervensystem in Alarm.

Manchmal reicht allein die Möglichkeit einer neuen Nachricht, um dein System unter Strom zu setzen, auch ohne echte Aufgabe. Der Reiz ist genug. Diese permanente Reaktionsbereitschaft ist mit einer der größten Belastungsfaktoren unserer Zeit.

Digital Detox bedeutet nicht Ablehnung. Es ist ein bewusster Umgang. Es geht darum, deinem Nervensystem die Rückanbindung an Erholung zu ermöglichen. Dazu braucht es echte Pausen. Zeiten ohne Display, ohne Nachrichten, ohne Impulse von außen. Diese Zeiten sind keine Leerlaufmomente. Sie sind die Voraussetzung dafür, dass dein System sich neu ordnen kann.

Ein besonders sensibler Zeitraum ist der Abend. Wer kurz vor dem Einschlafen noch scrollt oder arbeitet, verhindert die Bildung von Melatonin. Dieses Hormon ist für gesunden Schlaf unverzichtbar. Gleichzeitig bleibt der Sympathikus aktiv. Dein System bleibt wach, obwohl dein Körper müde ist. Es hat sich bewährt, mindestens eine Stunde vor dem Schlaf offline zu gehen. Kein Scrollen, kein Planen, kein Reagieren. Nur der Rückzug nach innen.

Auch tagsüber kannst du dein System entlasten. Schon zehn Minuten Offline-Zeit alle zwei Stunden machen einen Unterschied. Wenn du in diesen Minuten nichts konsumierst, ruhig atmest und deine Umgebung wahrnimmst, signalisierst du deinem Nervensystem: Jetzt darfst du regulieren. Diese Impulse sind Teil deiner Heilung.

Die ständige Verfügbarkeit betrifft nicht nur deine Psyche. Sie beeinflusst Hormone, Verdauung, Kreislauf und Zellprozesse. Wer dauerhaft nach außen orientiert ist, verliert den Zugang nach innen. Hungergefühl, Müdigkeit oder emotionale Erschöpfung werden nicht mehr rechtzeitig wahrgenommen. Erst wenn Symptome auftreten, wird der Körper wieder gespürt. Doch dann ist dein System oft schon erschöpft.

Ein gesunder Umgang mit digitalen Medien ist eine Entscheidung. Du gibst deinem Nervensystem die Zeit, die es braucht, um sich zu stabilisieren. Du gehst offline und spürst, dass sich deine Gedanken ordnen. Dein Schlaf wird tiefer. Deine Reizschwelle sinkt und dein Körper antwortet auf Ruhe. Genauso wie auf Reize. Nur mit dem Unterschied, dass Ruhe dich wiederherstellt.

In einer Welt, in der Bildschirmzeit mit Effizienz gleichgesetzt wird, brauchst du Mut, neue Wege zu gehen. Du brauchst den Willen, dich auszuklinken. Du hast verstanden, was deinem Körper fehlt. Pausen, Stille und die Entscheidung, ihn nicht mehr permanent zu überfordern. Dein Nervensystem wird darauf reagieren. Und es wird dir zeigen, wie Erholung sich anfühlt.

Der stille Impuls deiner Seele

Es gibt einen inneren Ort, der nicht blinkt, nicht ruft, nicht fordert. Er liegt jenseits von Geräuschen und Signalen, jenseits von Nachrichten und Meinungen. Du erreichst ihn nicht durch Schnelligkeit. Du findest ihn in der Stille.

Dieser Raum in dir kennt keine Erwartungen. Er misst nichts und er vergleicht nicht. Er erinnert dich an etwas Ursprüngliches, an das, was du bist, wenn alles andere wegfällt.

Die digitale Welt zieht deine Aufmerksamkeit fort von diesem Raum. In jedem Scrollen verlierst du ein Stück Nähe zu dir. Nicht, weil du falsch lebst. Weil dein Nervensystem überfüllt ist mit Reizen, die nichts mit deinem wahren Wesen zu tun haben.

Doch dieser Ort in dir ist nicht verloren. Er ist nur leise geworden. Überlagert von Eindrücken. Überschrieben von Stimmen, die nicht deine sind.

Wenn du beginnst, dich zurückzuziehen aus dem Strom der Informationen, geschieht etwas Einfaches. Du atmest anders und dein Körper entlastet sich. Deine Gedanken werden weiter. Und in dieser Weite beginnt etwas zurückzukehren. Nicht von außen, eher von innen.

Offline zu sein ist kein Verzicht, es ist ein Schritt in die Tiefe. In die Begegnung mit dir selbst. In das, was nicht messbar ist, aber spürbar wird, sobald es still genug ist.

Manchmal genügt eine Stunde ohne Bildschirm. Ein Spaziergang ohne Ziel. Eine Pause, in der du nichts musst. In dieser Leere offenbart sich das, was dich trägt. Kein neuer Impuls von außen, vielmehr der Ursprung deines inneren Gleichgewichts.

Die Stille heilt nicht, weil sie lautlos ist. Sie heilt, weil sie dich erinnert. An deinen Rhythmus und an das Leben unterhalb der Oberfläche.

Dort liegt deine Seele. Nicht online. In dir. Und sie wartet nicht auf Perfektion. Sie wartet lediglich auf dein Lauschen.

Einladung zur Umsetzung

1. Starte morgens ohne Bildschirm. Gib deinem Körper zuerst Atem, Wasser und Licht. Beobachte, was sich in dir regt, bevor du reagierst.
2. Plane kurze Pausen ein, die dich zu dir zurückführen. Fünf Minuten mit geschlossenen Augen. Ein Atemzug, der nicht unterbrochen wird. Ein Moment, der nur dir gehört.
3. Lass den Abend zu einem Rückweg werden. Lege das Handy beiseite, bevor die Müdigkeit kommt. Nimm ein Buch, hör Musik oder

sitz einfach da. Schalte Benachrichtigungen aus. Jedes Signal zieht dich aus dir heraus. Dein Nervensystem darf Ruhe erfahren. Du bestimmst, wann du erreichbar bist.

4. Sorge für Räume, die technikfrei bleiben. Der Tisch beim Essen, dein Bett beim Einschlafen, dein Weg durch den Wald. Diese Orte sind dein Rückgrat.
5. Wähle zusätzlich einen Tag in der Woche ohne Bildschirm. Lass dein System aufatmen. Geh raus, verbinde dich mit Erde, mit Wind, mit Stille und beobachte, wie du zurückfindest in deinen eigenen Takt.

21. Dankbarkeit

Was dein Geist längst weiß

Sie erwachte lange vor dem ersten Lärm des Tages. Der Himmel war noch blass, die Luft roch nach feuchtem Moos. Ohne lange zu überlegen, zog sie sich etwas Warmes über. Ihre Hände griffen nach dem alten Wollschal, als hätten sie das schon oft getan.

Der Weg führte sie hinaus, vorbei an Häusern, einem schlafenden Dorf und in Richtung Wald. Die Erde unter ihren Füßen war weich. Alles war still. Kein Auto. Kein Schritt. Nur das Rascheln kleiner Tiere im Unterholz.

Die ersten Sonnenstrahlen fielen wie ein Hauch durch das Geäst. Zwischen den Bäumen entstand ein zartes Spiel aus Licht und Schatten. Ihre Schritte wurden langsamer. Ihre Schultern senkten sich wie von allein. Sie blieb stehen und atmete tief ein. Dann aus.

Ein paar Blätter fielen lautlos zu Boden. Ihr Blick folgte ihnen, und in dieser Sekunde geschah etwas. Kein Gedanke und kein inneres Verstehen. Nur dieses feine Spüren. *Ich bin gemeint, genau jetzt mit diesem Licht, dieser Erde, mit diesem Atemzug.*

Etwas in ihr weitete sich und es war nicht die Sonne, die sie wärmte. Es war das Leben selbst, das sie umarmte. Nicht aus einem Grund. Einfach weil sie da war.

Sie legte die Hand auf ihr Herz und spürte den Rhythmus. Langsam, lebendig, vertraut. Und dann formten sich Worte in ihrem Innersten. Ein Satz, der nicht gesucht wurde, aber da war: *Danke, dass ich leben darf.*

Sie stand noch lange dort mitten im Wald. Während das Licht weiterwuchs und der Tag begann, blieb etwas in ihr still. Eine Stille, die bleiben würde. Wie ein leiser Anker, wenn das Leben wieder lauter wird.

Die Dankbarkeit hatte keinen Grund gebraucht. Sie war einfach erschienen wie Licht zwischen den Bäumen.

Dein Körper spricht mit dir

Es beginnt oft mit einem scheinbar kleinen Gedanken. Ein Moment, in dem du innehältst. Vielleicht morgens, wenn du die Augen öffnest. Vielleicht abends, wenn du den Tag hinter dir lässt. Es ist dieser kurze Moment, in dem du spürst, dass etwas in dir weich wird. Du denkst nicht an das, was fehlt, sondern an das, was da ist. Du atmest, dein Herz schlägt, du bist am Leben. Und das allein genügt, um dankbar zu sein.

Dankbarkeit ist keine emotionale Floskel. Sie ist eine physiologische Kraft. Eine innere Haltung, die biochemische Prozesse auslöst und damit den gesamten Körper beeinflusst. Wenn du Dankbarkeit empfindest, verändert sich die Aktivität in deinem Gehirn. Bestimmte Regionen im limbischen System, vor allem der Hypothalamus, werden aktiviert. Gleichzeitig sinkt die Produktion von Stresshormonen wie Adrenalin und Cortisol. Dein Nervensystem schaltet um. Aus innerer Alarmbereitschaft entsteht ein Zustand innerer Ordnung.

Und aus Anspannung entwickelt sich eine körperliche Bereitschaft zur Regeneration.

Die Leber, dein zentrales Entgiftungsorgan, profitiert davon unmittelbar. Denn in einem dankbaren Zustand sinkt der Druck auf sie. Die Ausschüttung von Adrenalin, die bei innerer Unruhe, Sorgen und Ärger ständig stattfindet, wird reduziert. Deine Leber kann sich wieder ihrer eigentlichen Aufgabe widmen: der Reinigung deines Blutes, der Neutralisierung von Schadstoffen, der Produktion wichtiger Enzyme. Dankbarkeit entlastet sie und das ist messbar. Es ist kein Gefühl, das nur schön klingt, es ist ein Zustand, der heilt.

Vielleicht bist du es gewohnt, deinen Tag mit To-do-Listen zu beginnen. Mit Gedanken an Verpflichtungen, Aufgaben oder Termine. Doch was geschieht, wenn du deinen Tag mit Dankbarkeit beginnst?

Wenn du dir jeden Morgen bewusst machst, was bereits da ist, was dich trägt, was dich leben lässt? Es geht nicht um große Dinge. Du musst nicht auf einen Lottogewinn warten oder auf den perfekten Lebensabschnitt. Es genügt, dass du atmest, dass du Zugang zu Wasser hast. Dass du lesen kannst. Dass du einen Menschen hast, an den du denken darfst. Dankbarkeit ist unabhängig von äußeren Umständen. Sie entsteht in deinem Inneren.

Dankbarkeit wirkt nicht wie Magie, sie entfaltet ihre Wirkung durch konkrete, messbare Prozesse im Körper. Sie ist ein aktives Element in deinem Heilungsverlauf und beeinflusst, wie dein Organismus auf Belastungen reagiert. Wenn du dich auf das konzentrierst, was funktioniert, lenkst du deine Energie weg von Mangel und hin zu Regeneration. Das Nervensystem erhält andere Signale. Deine Verdauung arbeitet effektiver. Die Entgiftung läuft ruhiger und die Muskulatur entspannt sich. Sogar dein Blutdruck kann sich positiv verändern. All das, weil dein Körper nicht länger in einem Zustand ständiger Alarmbereitschaft verweilt.

In der Praxis bedeutet das, wenn du dich vor dem Essen bedankst, bereitest du deinen Körper auf eine ganz andere Weise auf die Nahrungsaufnahme vor. Du signalisierst, dass jetzt ein Moment der Ruhe beginnt. Der Vagusnerv, zuständig für die Regulation deiner Organe, wird aktiviert. Deine Bauchspeicheldrüse schüttet gezielter Enzyme aus. Dein Magen produziert ausgewogenere Mengen an Säure. Die Leber erhält ein anderes Stressprofil. Der gesamte Verdauungsprozess wird dadurch effizienter. Und das beginnt nicht mit einem Medikament, nicht mit einer neuen Diät, sondern mit einem Satz: *Danke für dieses wundervolle Essen.*

Wenn du beginnst, Dankbarkeit bewusst in deinen Alltag zu integrieren, entwickelst du eine neue Form der Wahrnehmung. Du nimmst Details wahr, die dir zuvor entgangen sind. Zum Beispiel die Qualität von Licht am Morgen. Die Geräusche der Natur. Den Geschmack eines Apfels oder den Tonfall einer Stimme. Dein Gehirn trainiert seine Aufmerksamkeit nicht mehr auf Gefahr und Bedrohung, sondern auf Fülle und Unterstützung – und das verändert dich.

Dankbarkeit wirkt dabei wie ein tägliches Gegengewicht. Gegen Reizüberflutung und gegen Reaktionsmuster aus der Vergangenheit. Sie ermöglicht dir, mit dir selbst in Verbindung zu treten. Du trittst innerlich einen Schritt zurück und erkennst dabei, dass du nicht abhängig bist von äußeren Bedingungen, um einen Moment der Ruhe zu erleben. Und das Schöne daran: Du kannst ihn selbst erschaffen.

Ein dankbarer Mensch hat eine andere Körpersprache. Er atmet tiefer. Seine Muskulatur ist weniger verspannt und seine Stimme ist ruhiger. Die Immunantwort ist stabiler. Entzündungen verlaufen milder, Wundheilung geschieht schneller. Selbst chronische Erkrankungen können in einen sanfteren Verlauf übergehen, wenn Dankbarkeit als Teil des Alltags etabliert wird. All das ist kein Zufall. Es ist ein Ausdruck der physiologischen Intelligenz deines Körpers.

Auch die Psyche profitiert davon. Dankbare Menschen zeigen eine geringere Anfälligkeit für Depressionen, Angstzustände und chronischen Stress. Der Grund liegt nicht in einer oberflächlichen Positivität. Es geht nicht darum, Probleme zu ignorieren. Es geht darum, sie nicht zur einzigen Realität werden zu lassen. Dankbarkeit schafft emotionale Distanz zu den Herausforderungen. Sie schafft Raum, in dem Lösungen wachsen können.

Es gibt Zeiten, in denen Dankbarkeit schwerfällt. Schmerz, Verlust, Krankheit, Erschöpfung, all das überlagert oft den Zugang zu positiven Empfindungen. Gerade dann ist es hilfreich, sich bewusst auf das zu fokussieren, was stabil bleibt. Die Fähigkeit, zu atmen. Der morgendliche Sonnenaufgang. Der Geschmack von Wasser auf der Zunge. Es sind diese scheinbar kleinen Dinge, die dich durch schwere Zeiten tragen können. Sie lösen nicht das Problem, aber sie erinnern dich daran, dass dein Leben mehr ist als diese Herausforderung.

Dankbarkeit ist nicht spektakulär. Sie braucht keine Bühne, keine Bestätigung, keine äußere Reaktion. Sie ist leise, sie wirkt im Hintergrund. Und gerade darin liegt ihre Kraft. Sie verändert deine Biochemie, deinen Hormonhaushalt, deine Zellkommunikation. Sie ist ein Teil von Heilung, der oft unterschätzt wird, weil er keinen Preis hat.

Du kannst ihn nicht kaufen, nicht messen, nicht kapseln. Du kannst ihn nur leben.

Wenn du beginnst, regelmäßig zu danken, formst du neue neuronale Verbindungen. Du trainierst dein Gehirn, Muster der Wertschätzung zu erkennen. Diese Muster wiederum wirken auf dein Herz-Kreislauf-System, auf deine Muskulatur, auf deinen Stoffwechsel. Der Körper reagiert auf Dankbarkeit, wie er auf eine Therapie reagiert, nur ohne Nebenwirkungen.

Du musst nichts perfekt machen, es reicht, damit zu beginnen. Vielleicht schreibst du jeden Abend drei Dinge auf, für die du an diesem Tag dankbar warst. Vielleicht bedankst du dich still, bevor du isst. Vielleicht sprichst du einem Menschen aus, was er dir bedeutet. Vielleicht erinnerst du dich am Morgen daran, dass du heute wieder die Chance hast, dein Leben in kleinen Schritten zu gestalten.

Dankbarkeit ist kein Gefühl, das von selbst kommt, sie ist eine Entscheidung. Und sie ist ein Teil deiner Gesundheit, den du selbst beeinflussen kannst. Und das ganze ohne Hilfsmittel und ohne äußere Veränderung.

Allein, dass du lebst und atmest, ist Grund genug, um dankbar zu sein.

Der stille Impuls deiner Seele

Es gibt einen leisen Ort in dir, der nicht nach Worten verlangt. Er liegt zwischen deinen Gedanken, im Atemraum deines Seins. Er hört dich, wenn du innehältst. Dankbarkeit ist die Sprache, mit der du diesen Ort berührst.

Du musst nicht alles verstehen. Du darfst einfach spüren, dass du geführt bist. Getragen von etwas, das größer ist als deine Pläne, weiter als deine Fragen.

Wenn du beginnst, dankbar zu sein, trittst du in Verbindung mit dem Gewebe des Lebens. Du wirst Teil eines Rhythmus, der sich nicht beschleunigen lässt. Du hörst auf zu rennen, weil du erkennst, dass du angekommen bist.

Dankbarkeit ist keine Reaktion auf Perfektion. Sie ist ein inneres Erinnern daran, dass du auch im Unvollständigen vollständig bist.

Du brauchst keinen besonderen Anlass. Du brauchst nur einen Augenblick der Offenheit. Einen Blick, einen Atemzug, einen stillen Satz in dir. *Ich bin da.*

Mit jedem Danke trittst du zurück in Beziehung. Zu dir, zum Leben, zu dem, was bleibt, wenn alles andere vergeht. Du öffnest dich für das, was war, ist und noch kommt.

In Dankbarkeit spürst du deine Würde wieder.

Du erkennst, dass du nicht warten musst, um ganz zu sein. Denn du bist es längst und du warst es immer.

Einladung zur Umsetzung

1. Beginne jeden Morgen mit einem bewussten Satz. Sprich ihn laut oder in dir: „Ich danke dem Leben, dass ich atmen darf." Lege dabei eine Hand auf dein Herz. Spüre, wie dein Brustkorb sich hebt. Bleibe für einen Moment bei deinem Atem.
2. Schreibe jeden Abend drei Dinge auf, für die du heute dankbar bist. Sie müssen nicht groß sein. Manchmal ist es ein Lächeln, ein Sonnenstrahl, ein warmes Getränk. Du schenkst deinem Nervensystem damit Frieden.
3. Bedanke dich vor jeder Mahlzeit. Leise oder laut. Es verändert, wie dein Körper empfängt. Es reguliert dein Nervensystem, aktiviert deinen Vagusnerv und signalisiert Sicherheit. Dein Essen wird mehr als Nahrung.

WOCHE 4

Die Rückkehr in deine Kraft – Die wahre Veränderung beginnt jetzt

22. Was dein Körper wirklich braucht

Was dein Geist längst weiß

Sie saßen nebeneinander, ohne viel zu sagen. Zwei Männer, zwei Leben, ein Nachmittag am Wasser. Der eine blickte auf den See, als suche er dort etwas, das er längst verloren hatte. Der andere war ganz da, ruhig, wach, mit einem Apfel in der Hand.

„Weißt du, was mir fehlt?“ Die Stimme klang heiser, fast brüchig.

„Dein alter Jeep?“ – ein Lächeln, fast spöttisch. „Nein“, sagte er leise, „mein Körper. Ich hab’ ihn lange nicht mehr gespürt. Ich funktioniere nur noch.“

Der Freund schwieg. Dann reichte er ihm wortlos den Apfel. „Iss.“

Ein Blick, ein kurzes Zögern. Dann der erste Biss. Langsames Kauen, dann Schlucken.

Die Stille fühlte sich nicht leer an, sie war erfüllt.

„Schmeckt wie früher“, sagte er nach einer Weile. „Vielleicht war es früher nicht besser. Vielleicht warst du nur näher dran.“

Der andere nickte. Langsam. „Ich hab’ meinen Körper behandelt wie einen Rechner. Immer laufen lassen, nie neu gestartet.“

„Und er hat trotzdem für dich gearbeitet.“

„Ja. Ich glaub’, er wartet immer noch, dass ich zurückkomme.“

Die Sonne stand tief. Ein Vogel kreiste über dem Wasser.

„Glaubst du, er verzeiht mir?“

„Er hat nie aufgehört, dich zu lieben.“

Wieder Stille. Dann ein tiefer Atemzug. Ein Freund, ein Apfel, ein See. Und ein Körper, der leise aufatmet.

Dein Körper spricht mit dir

Dein Körper ist kein Zufallsprodukt. Er ist ein präzises System, das nach bestimmten Prinzipien funktioniert. Hinter jedem Impuls, jeder Reaktion, jedem Symptom liegt ein Versuch des Körpers, mit dir in Kontakt zu treten. Dieser Kontakt geht oft verloren. Im Lärm des Alltags, in der ständigen Bewertung von Gewicht, Aussehen oder Leistung wird übersehen, was dein Körper wirklich braucht.

Was er braucht, sind keine neue Diät, keine weitere Regel. Was er braucht, ist deine Aufmerksamkeit. Deine Bereitschaft, hinzuhören, und deine Fähigkeit, zu unterscheiden, was ihm dient und was ihn schwächt.

Der Körper strebt nach Gleichgewicht. Dieses Gleichgewicht entsteht nicht durch Kontrolle oder Einschränkung. Es entsteht durch Versorgung. Versorgung mit dem, was Leben in die Zellen bringt. Mit dem, was Nerven beruhigt, Entgiftung ermöglicht und Energie wiederaufbaut. Wenn du krank bist, erschöpft, reizbar oder emotional unausgeglichen, dann liegt der Ursprung oft nicht in einer einzelnen Ursache. Es ist die Summe kleiner Mängel, kleiner Belastungen, kleiner Unterbrechungen in der Versorgung, die den Körper aus dem Lot bringen.

Viele Symptome sind kein Zeichen von Versagen. Sie sind Ausdruck eines Körpers, der kämpft. Er ringt um Nährstoffe, sucht nach Entlastung und sehnt sich nach Verbindung. Verbindung zu dem, was ihm Halt gibt. Vor allem reines Wasser, frische Früchte, lebendige Nahrung, ausreichend Ruhe, Sonnenlicht, Bewegung, Sicherheit. All das sind keine Zusatzoptionen, sie sind Grundbedürfnisse. Und doch haben sich viele von ihnen entfernt.

Die moderne Ernährung ist voll von Stoffen, die den Körper in einen Zustand der Reizüberflutung bringen. Konservierungsmittel, Geschmacksverstärker, raffinierte Fette, versteckte Gifte. Inmitten all dieser Reize fällt es schwer, zu spüren, was der Körper tatsächlich braucht. Doch das Wissen ist da. Abgespeichert im Gewebe, in den Zellen, in deinem Blut.

Wenn du beginnst, dich wieder mit diesem Wissen zu verbinden, verändert sich alles. Die Auswahl deiner Lebensmittel geschieht nicht mehr aus Gewohnheit oder Bequemlichkeit, sondern aus einer inneren Logik heraus. Du greifst nicht mehr automatisch zu dem, was verfügbar ist, sondern zu dem, was dich nährt und heilt.

Dein Körper braucht Energie. Keine leeren Kalorien, sondern echte Nährstoffe. Glukose aus Früchten, Mineralien aus Wildkräutern und Gemüse, lebendiges Wasser aus Gurke und Zitrone. Er braucht Aminosäuren, um zu regenerieren. Er braucht Salze, um seine elektrischen Impulse weiterzugeben, und er braucht Phytochemikalien, um sich gegen Gifte zu verteidigen.

Und er braucht natürlich Pausen. Wichtige Zeit sowohl zum Verdauen und Ausleiten als auch zum Erneuern. Wenn du ständig schwere Nahrung isst, ständig arbeitest, ständig unter Strom stehst, dann fehlen ihm diese Zeitfenster. Zeitfenster, in denen er das tun kann, was er von Natur aus am besten kann, nämlich heilen.

Die Leber ist eines der zentralen Organe, wenn es darum geht, diese Heilung zu ermöglichen. Sie arbeitet rund um die Uhr. Sie filtert, speichert, wandelt um und schützt. Doch sie ist auf deine Unterstützung angewiesen. Sie braucht Ruhephasen in der Nacht, ausreichend Glukose am Morgen, Verzicht auf belastende Fette in der ersten Tageshälfte und Entlastung von industriellen Toxinen. Wenn du beginnst, deine Entscheidungen so zu treffen, dass sie die Leber entlasten, entsteht eine neue Stabilität im gesamten Körper.

Diese Stabilität spürst du nicht nur im Blutdruck oder in den Laborwerten. Du spürst sie im Alltag. In der Art, wie du dich bewegst. In der Geschwindigkeit deiner Gedanken. In der Tiefe deines Schlafes. In der Stabilität deiner Emotionen. Gesundheit wird nicht mehr zu einem Ziel, das du irgendwann erreichen möchtest. Sie wird zu einem Zustand, der sich von innen aufbaut.

Der erste Schritt dahin ist kein Konzept und auch kein Plan, den du befolgst. Es ist deine Wahl, den Kontakt zu deinem Körper wiederherzustellen. Mit jedem Glas Wasser, das du trinkst, mit jedem Bissen, den du bewusst wählst, mit jedem Moment, in dem du deinem

Körper zuhörst, stärkst du diese Verbindung. Und aus dieser Verbindung wächst Orientierung.

Es ist hilfreich, dich zu fragen, was dein Körper in bestimmten Situationen braucht. Hunger ist oft kein Zufall. Gelüste sind kein Zeichen von Disziplinlosigkeit. Müdigkeit am Morgen, trotz ausreichend Schlaf, ist kein Zeichen von Faulheit. Es sind Hinweise auf einen Mangel und eine Überforderung, dass dein Körper hier deine Unterstützung braucht.

Viele chronische Beschwerden beruhen auf langanhaltender Unterversorgung. Wenn das System über Jahre keine ausreichende Menge an Elektrolyten, Glukose, Antioxidantien und Spurenelementen erhält, beginnt es, sich selbst abzubauen. Und genau hier liegt die Chance. Die Umkehr beginnt ab dem Zeitpunkt, in dem du beginnst, deinen Körper wieder zu versorgen und dich ihm zuzuwenden – mit echtem Verständnis für das, was er braucht.

Dein Körper will leben und gesund sein. Doch dafür braucht er deine tägliche Hilfe. Du gibst sie ihm nicht durch Disziplin. Was er braucht, ist eine ehrliche Verbindung zu dem, was wirklich nährt.

Diese Verbindung ist heilig, weil sie dich erinnert. Sie erinnert dich daran, dass du nicht gegen dich arbeiten musst. Dass du kein Projekt bist, das verbessert werden muss. Du bist ein lebendiger Organismus, der Unterstützung braucht. Und diese Unterstützung beginnt im Kleinen. Mit einem einfachen Frühstück. Mit einem Stück Obst. Mit einem Moment des Atmens. Mit dem Vertrauen, dass dein Körper dich nicht im Stich lässt, wenn du ihn verstehst.

Gesundheit ist kein Geheimnis. Sie ist eine Konsequenz aus Versorgung, Aufmerksamkeit und Geduld. Du musst dein Leben nicht auf einen Schlag umstellen. Doch du kannst beginnen, indem du eine Entscheidung triffst, die aus echter Verbindung entsteht. Dem Bedürfnis, dich selbst wieder zu spüren.

Der stille Impuls deiner Seele

Dein Körper ist aus einer tieferen Ordnung heraus entstanden. Nichts an ihm ist zufällig. Jede Zelle, jedes Organ, jeder Impuls folgt einem alten, weisen Rhythmus. Noch bevor du ein Wort verstanden hast, hat dein Körper für dich geatmet, geschluckt, sich bewegt und geheilt. Ohne dein Zutun, ohne dein Wissen. Und auch heute ist er an deiner Seite. Er arbeitet in jedem Moment für dein Leben.

Du bist in einem lebendigen Körper unterwegs, der niemals gegen dich war. Auch wenn du ihn missverstanden hast. Auch wenn du ihn ignoriert, gehetzt oder bewertet hast. Er hat nie aufgehört, sich um dich zu kümmern. Selbst in Schmerz, Krankheit oder Erschöpfung bleibt seine Botschaft: *Ich bin für dich da.*

Wenn du beginnst, das zu hören, verändert sich deine Haltung. Aus Kampf wird dann Fürsorge und aus Misstrauen entsteht eine neue Beziehung. Dein Körper ist kein Objekt, das du formen musst. Er ist ein fühlendes Wesen, das dich durch dein Leben trägt. Und du bist eingeladen, ihm wieder zu begegnen.

Du musst nichts wissen, um diese Rückkehr zu beginnen. Es reicht, wenn du still wirst. Vielleicht mit einem Apfel in der Hand, mit einem Glas Wasser, mit einem Moment des bewussten Atmens. Wenn du dich auf diese Einfachheit einlässt, wirst du spüren, dass etwas in dir antwortet.

Dein Körper kennt den Weg zurück zur Gesundheit. Er kennt ihn nicht theoretisch, sondern durch Erfahrung. Er speichert jeden Sonnenstrahl, jede Pause, jede Entscheidung, die ihm guttut. Und je mehr du ihm zuhörst, desto mehr wirst du geführt.

Du brauchst keine Disziplin, um in Verbindung zu kommen. Du brauchst Gegenwärtigkeit. Die Bereitschaft, wieder zu vertrauen und wieder zu fühlen.

Dein Körper ist ein Gebet für das Leben. Und du bist eingeladen, ihm zu lauschen. Du warst nie getrennt, du hast es nur vergessen.

Einladung zur Umsetzung

1. Nimm dir ein Lebensmittel aus deinem Kühl- oder Vorratsschrank und lies auf der Verpackung alle Inhaltsstoffe laut vor. Sprich sie aus, so wie sie dort stehen. Beobachte, wie dein Körper innerlich darauf reagiert. Dieses kurze Ritual hilft dir, feiner zwischen lebendiger und belastender Nahrung zu unterscheiden.
2. Wähle heute gezielt eine Farbe aus der Natur, zum Beispiel das tiefe Grün eines Salatblattes oder das leuchtende Rot einer Himbeere, und iss ganz bewusst ein Lebensmittel in dieser Farbe. Dein Körper erkennt diese Farbschwingung auf Zellebene und verbindet sie mit bestimmten Nährstoffen, lange bevor dein Verstand eingreift.
3. Öffne deine Küche und sortiere einen Gegenstand aus, der dich beim Kochen oder Essen jedes Mal stresst. Sei es ein altes Plastikbesteck, ein kaputtes Messer oder eine Schüssel, die du ungern benutzt. Alles, was dich täglich umgibt, beeinflusst, wie du dich versorgst.

23. Energie bewahren

Was dein Geist längst weiß

Sie saßen nebeneinander auf der alten Holzbank. Zwei Freunde, die unterschiedlich leben und unterschiedlich fühlen.

Der eine war derjenige, der gern erzählte, der laut lachte, der oft unterwegs war. Der andere war der, der lauschte, der mehr sah als sprach, der in der Stille zu Hause war.

„Du bist heute still", sagte der eine, leicht überrascht über die Zurückhaltung des anderen. Er nickte und sah nicht zu ihm, sondern auf das Wasser vor sich. Die Oberfläche war glatt. Fast unbewegt.

„Ich höre gerade lieber in mich hinein", sagte er nach einer Weile mit ruhiger Stimme.

Der erste lachte kurz und meinte: „Du denkst zu viel."

Doch der antwortete nicht sofort. Stattdessen ließ er eine Pause entstehen, die sich nicht unangenehm anfühlte. Dann sagte er:

„Ich verliere mich zu leicht im Außen. In Stimmen, Gesprächen, Meinungen. Mein Kopf wird voll und mein Körper schwer. Ich merke oft zu spät, dass ich nicht mehr atme."

Der erste schaute ihn an. Er kannte dieses Gefühl. Bisher hatte er es nur nie benannt. Er hatte geglaubt, es sei normal, sich durchzubeißen, durchzuhalten, zu funktionieren.

Der andere sprach weiter. „Ich will spüren, wann mein System leise wird. Ich will rechtzeitig merken, wenn es zu viel ist. Ich will aufhören, meine Grenzen zu überschreiten, nur um zu genügen."

Wieder entstand Stille. Doch diesmal war sie vertraut. Nach einer Weile sagte der erste leise:

„Vielleicht brauche ich auch so einen Ort. Eine Bank, die mich nicht bewertet. Ein Moment, der mich nicht fordert."

Der andere lächelte ihn an. „Manchmal ist es genau das, was du brauchst. Eine Bank, ein Atemzug und ein leises Ja zu dir selbst."

Dein Körper spricht mit dir

Dein Körper verfügt über eine begrenzte Menge an Energie, die ihm täglich zur Verfügung steht. Diese Energie entscheidet darüber, wie gut du dich fühlst, wie stabil dein Immunsystem arbeitet, wie leistungsfähig dein Nervensystem ist und wie effektiv deine Organe entgiften und regenerieren können. Energie ist keine abstrakte Größe. Sie ist messbar in deinem Befinden, spürbar in deiner Reaktionsfähigkeit und sichtbar in deinem Gesicht. Wer sie schützt, schützt seine Gesundheit.

Jeder Tag bringt Reize, Verpflichtungen und Anforderungen. Du bewegst dich durch eine Welt, die Tempo fordert, ständige Erreichbarkeit erwartet und selten Pausen zulässt. Diese Anforderungen verbrauchen Energie. Nicht nur Bewegung oder Denken. Auch emotionale Anspannung, Entscheidungen, Lärm, soziale Kontakte, Technik und Ernährung fordern täglich ihren Anteil. Dein Körper unterscheidet nicht zwischen positiven und negativen Reizen, er verarbeitet alles. Und alles, was er verarbeitet, kostet ihn etwas.

Deine Leber ist ein zentrales Organ in diesem Energiehaushalt. Sie filtert Schadstoffe, reguliert den Blutzucker, steuert den Hormonhaushalt und unterstützt das Nervensystem. All diese Prozesse benötigen Energie. Wenn du dir keine Schutzräume schaffst, die dich entlasten, arbeitest du gegen deine natürlichen Reserven. Du lebst in einem permanenten Zustand der Überforderung, auch wenn du ihn nicht sofort als solchen wahrnimmst.

Ein Schutzraum ist kein Rückzug aus dem Leben. Es ist ein bewusster Raum innerhalb deines Alltags, in dem du dich nicht verteidigen musst. In dem keine Ansprüche auf dich warten. In dem dein Körper die Möglichkeit bekommt, sich zu regulieren. Ein Schutzraum kann zeitlich begrenzt sein, beispielsweise ein ruhiger Moment am Morgen. Er kann räumlich definiert sein wie ein Ort in deiner Wohnung, der frei ist von digitalen Geräten, synthetischen Düften, grellem Licht oder Ablenkung. Er kann auch durch Beziehungen entstehen, wenn du dich mit Menschen umgibst, die dich nicht bewerten, die dich nicht antreiben, die dich einfach da sein lassen.

Gesundheit entsteht nicht nur durch Ernährung, Bewegung und Schlaf. Sie entsteht auch durch Grenzen. Durch das Erkennen dessen, was dir Energie nimmt. Und durch das bewusste Setzen dessen, was dich schützt. Wenn du merkst, dass du nach einem Gespräch erschöpft bist, dass dir bestimmte Orte schwerfallen, dass dein Körper nach bestimmten Tätigkeiten unruhig wird, dann ist das kein Zufall. Dein Körper gibt dir Hinweise darauf, was ihn belastet. Diese Hinweise zu übergehen bedeutet, Warnsignale zu ignorieren. Die Bereitschaft, sie ernst zu nehmen, ist ein Akt der Selbstfürsorge.

Schutzräume brauchen Entscheidung. Niemand wird sie dir schenken. Sie entstehen durch deine Bereitschaft, deinen Tag neu zu ordnen. Auch das muss nicht perfekt sein.

Wichtiger ist deine Aufmerksamkeit. Es beginnt mit dem Wissen darum, dass dein Nervensystem keine endlose Anpassungsfähigkeit besitzt. Auch wenn du gelernt hast, dich zusammenzureißen oder zu funktionieren, heißt das nicht, dass dein Körper diesen Weg gesund mitgeht. Er braucht Räume, in denen er nichts leisten muss. Ruhezonen, in denen er einfach regenerieren darf.

Ein Schutzraum kann auch eine einfache Handlung sein. Ein Spaziergang ohne Handy. Eine Mahlzeit ohne Gespräche. Eine Stunde ohne Nachrichten. Was sich oberflächlich nach Verzicht anfühlen mag, ist in Wahrheit ein Geschenk an dein inneres System. Du gibst deinem Körper etwas zurück, das ihm im Lärm des Alltags oft verloren geht: die Möglichkeit, in den natürlichen Rhythmus zurückzufinden. Diese Rhythmen sind kein Luxus, sie sind biologische Notwendigkeit.

Wenn du deinem Körper ermöglichen willst, Energie zu bewahren, beginnt dies mit bewussten Entscheidungen. Sie betreffen dein Umfeld, deinen Umgang mit Reizen und deine Bereitschaft, das Wesentliche wieder in den Mittelpunkt zu stellen. Es geht um ein Leben, das weniger von äußeren Einflüssen bestimmt wird und mehr von dem, was dir wirklich guttut. Weniger Reize bedeuten nicht weniger Leben. Sie bedeuten nur mehr Tiefe und mehr Präsenz. Wenn du lernst, gewisse Dinge aus deinem Umfeld zu entfernen, schaffst du Platz für das, was nährt. Und dein Körper beginnt, sich zu erholen.

Viele Symptome, die du vielleicht mit Müdigkeit, Konzentrationsproblemen, Verdauungsbeschwerden oder Schlafstörungen verbindest, haben unter Umständen eine gemeinsame Ursache: ein dauerhaft überreiztes System. Dieser Zustand lässt sich nicht mit kurzfristigen Maßnahmen auflösen. Er braucht einen fundamentalen Wandel in deinem Umgang mit dir selbst. Was du brauchst, ist Schutz. Schutz vor dem Zuviel.

Dieser Schutz beginnt in deinem Denken. Wie oft überschreitest du deine Grenzen? Wie oft zwingst du dich zu Gesprächen, die dich schwächen? Wie oft isst du in Eile? Wie oft gehst du schlafen, obwohl dein Geist noch arbeitet? Die Antworten auf diese Fragen zeigen dir, wo du ansetzen kannst. Dein Alltag spricht eine klare Sprache. Wenn du beginnst, diese Sprache zu hören, kannst du deine Tage so gestalten, dass dein Körper wieder auftankt, statt auszubrennen.

Es geht nicht darum, dich vom Leben abzuschneiden. Es geht darum, dich tiefer mit dem Leben zu verbinden. Mit dem, was dich wirklich erhält. Mit dem, was dich stärkt. Und mit dem, was dir erlaubt, gesund zu bleiben. Ein Mensch, der seine Energie schützt, wird nicht schwächer. Er wird wacher und widerstandsfähiger. Er trifft dann Entscheidungen nicht aus Reiz, sondern aus Integrität.

Schutzräume sind kein Zeichen von Schwäche, sie sind ein Ausdruck von Reife. Wer sich selbst schützt, kann auch für andere da sein, ohne sich selbst zu verlieren. Wer seine Energie bewahrt, lebt nicht weniger, sondern wahrhaftiger. Und wer seinem Körper erlaubt, sich zu erholen, erlebt Gesundheit nicht als Ausnahme, sondern als natürlichen Zustand.

Dein Körper ist bereit, mit dir zu arbeiten. Aber er braucht Bedingungen, unter denen er das tun kann. Zusätzlich braucht er Zeit und Schutzräume. Räume, in denen du einfach sein darfst.

Diese Räume zu schaffen ist deine Aufgabe. Niemand kennt deinen Körper so gut wie du. Niemand weiß besser, was dir guttut. Und niemand außer dir kann entscheiden, ob du dich schützen willst oder weiter an der Grenze deiner Kräfte leben möchtest. Indem du deine Energie achtest, ehrst du das Leben, das durch dich wirkt. Aus dieser inneren Haltung entsteht ein Boden, auf dem Heilung sanft heranreifen darf.

Der stille Impuls deiner Seele

Deine Energie ist ein Ausdruck deiner tiefsten Verbindung mit dem Leben. Sie entsteht nicht durch Leistung, sie wächst aus dem Einklang mit dem, was dich wirklich nährt. Du bist kein Reaktionsmechanismus für äußere Impulse. Du bist ein fühlender Organismus, dessen inneres Gleichgewicht geschützt werden will.

Jedes Mal, wenn du dich zurücknimmst, entsteht Raum. Raum, in dem deine Kraft nicht zerstreut, sondern gesammelt wird. Dein Nervensystem weiß, wann es genug ist. Es braucht keinen Lärm, keine Beschleunigung und keine Reizüberflutung, um zu funktionieren. Es braucht Schutzräume, in denen du wieder bei dir ankommst.

Wenn du dich erschöpft fühlst, ist das kein Zeichen von Schwäche. Es ist ein Ruf deines Körpers, dich selbst wieder wahrzunehmen. Es ist eine Einladung, deine Grenzen zu achten und deine Energie nicht länger für das Außen zu verschwenden.

Dein Wesen verlangt nicht nach Perfektion. Es verlangt nach Echtheit. Es sehnt sich nach Momenten, in denen du aufhörst zu leisten und beginnst zu lauschen. In diesen Momenten kehrt etwas zurück.

Dein Atem wird tiefer und deine Gedanken verlangsamen sich. Deine Präsenz wird spürbar.

Energie ist kein Zustand, den du erzwingen musst. Sie entsteht, wenn du dich erinnerst, wer du bist, wenn du dir erlaubst, dich dem natürlichen Rhythmus deines Körpers anzuvertrauen. Nicht das Tempo der Welt entscheidet über deine Gesundheit, sondern die Tiefe deiner Verbindung zu dir selbst.

Bewahre deine Energie wie eine Quelle, die dich trägt. Und wisse, dass du niemandem beweisen musst, wie viel du aushältst. Du darfst still werden. Du darfst dich schützen. Du darfst wieder bei dir ankommen.

Einladung zur Umsetzung

1. Beginne damit, täglich einen kleinen Schutzraum zu erschaffen. Einen Moment, der dir gehört. Vielleicht am Morgen, bevor du mit der Welt in Kontakt trittst. Vielleicht am Abend, wenn du zurückkehrst aus dem Lärm des Tages. Spüre, was dir guttut, und erlaube dir, es zur Priorität zu machen.
2. Wähle eine Sache, die du ab sofort weglässt, weil sie dich überfordert. Zum Beispiel Scrollen durch Nachrichten, ein Pflichtgespräch oder das gleichzeitige Essen und Arbeiten. Und wähle eine Sache, die du wieder integrierst, weil sie dich nährt: zum Beispiel ein Spaziergang ohne Ziel, ein Gespräch mit Stille, ein einfaches Frühstück mit offenem Fenster.
3. Beobachte dich heute im Alltag. Achte darauf, wann dein Körper in Stress geht. Halte kurz inne, wenn du merkst, dass du dich übergehst. Frag dich: „Was würde mir jetzt guttun?“ Schreib dir deine Antwort auf. Sie kann ein Schlüssel für deinen nächsten Schritt sein.

Vertraue deinem Gespür. Dein Körper kennt den Weg zurück.

24. Heilsame Routinen

Was dein Geist längst weiß

Sie trafen sich auf dem Weg. Nur zwei Menschen, die sich entgegenkamen. Er in festen, langsamen Schritten. Sie im schnellen Takt, das Handy noch in der Hand.

„Warte kurz“, sagte er und blieb stehen. Sie blieb auch stehen, etwas atemlos.

„Du bist immer in Eile“, sagte er. Nicht vorwurfsvoll, nur beobachtend.

„Ich muss viel schaffen“, antwortete sie. „Alles ist so eng getaktet.“

Er schwieg. Dann begann er zu gehen, langsam. Weil es seine Entscheidung war und weil etwas in ihm bereit war, den ersten Schritt zu setzen. Sie ging mit. Zuerst unruhig, dann langsamer. Nach ein paar Metern steckten ihre Gedanken nicht mehr vor dem Bildschirm. Sie hörte wieder das Knirschen unter ihren Sohlen, spürte die kühle Luft an ihren Wangen.

„Ich gehe jeden Tag hier“, sagte er. „Gleiche Uhrzeit, gleicher Weg. Ich tue es nicht, weil es aufregend ist. Ich tue es, weil es mich erinnert.“

„Woran?“, fragte sie.

Er sah sie an. „Daran, dass mein Körper einen Rhythmus hat. Dass ich mehr bin als das, was ich erledige.“

Sie nickte, ohne es zu merken. Und während sie weitergingen, entstand zwischen ihnen kein Gespräch, es war etwas Tieferes. Ein leiser Takt, eine Wiederholung. Vielleicht war genau das der Beginn ihrer ersten heilsamen Gewohnheit.

Dein Körper spricht mit dir

Dein Alltag formt deinen Zustand. Nicht die Ausnahmetage entscheiden über Gesundheit, sondern die stille Wiederholung. Routinen geben deinem Körper eine Struktur, auf die er sich verlassen kann. Sie wirken wie ein inneres Gerüst, das Stabilität schafft, auch wenn im Außen Bewegung herrscht.

Ein gesunder Organismus liebt Verlässlichkeit. Deine Zellen arbeiten nicht auf Zuruf, sie folgen Rhythmen, die eingebettet sind in den natürlichen Ablauf von Tag und Nacht, von Aktivität und Erholung. Wenn du dich mit diesen Rhythmen verbindest, beginnst du, deine Energie effizienter zu nutzen. Du verbrauchst weniger Kraft für Anpassung und Reaktion und lenkst mehr Kraft in Regeneration und Aufbau.

Die ersten Stunden eines Tages sind wie eine leere Leinwand. Was du am Morgen tust, wirkt nach. Es entscheidet mit darüber, ob dein Stoffwechsel reibungslos funktioniert, ob dein Nervensystem in Balance kommt, ob dein Verdauungssystem vorbereitet ist auf das, was folgt. Wenn dein Tag jeden Morgen mit einem verlässlichen Ablauf beginnt, entwickelt dein Körper ein tiefes Gefühl von Orientierung. Die hormonelle Steuerung reagiert darauf. Auch die Leber richtet sich danach aus, denn sie beginnt ihre Arbeit am liebsten dann, wenn sie nicht abgelenkt wird durch ständiges Umschalten.

Eine heilsame Morgenroutine braucht keine Komplexität. Es geht nicht darum, möglichst viele Dinge unterzubringen, sondern die richtigen. Ein Glas warmes Zitronenwasser kann bereits genügen, um deinem Organismus den ersten Impuls zu geben. Die Leber wird angeregt, der Kreislauf kommt in Schwung, die Verdauung wird vorbereitet. Auch Bewegung am frühen Tag, ein kurzer Spaziergang oder sanftes Dehnen stärkt die Kommunikation zwischen deinem Gehirn und deinem Körper. Diese Impulse helfen, dich innerlich zu verankern.

Im Laufe des Tages verlierst du durch Eindrücke, Verpflichtungen und Reize Energie. Routinen helfen dir dabei, dich immer wieder neu zu ordnen. Sie unterbrechen das Tempo, das von außen an dich herangetragen wird. Eine regelmäßige Essenszeit, eine feste Mittagspause, ein Moment des Innehaltens zwischen Terminen, all das sind Ankerpunkte, die deinem vegetativen Nervensystem signalisieren: Hier ist Raum, um zu atmen, und hier ist Struktur, die Halt gibt.

Auch dein Essverhalten lässt sich durch feste Abläufe beruhigen. Wenn dein Körper weiß, wann Nahrung kommt, bereitet er sich besser darauf vor. Die Verdauung wird effizienter, die Ausschüttung von Verdauungssäften besser getaktet, der Blutzuckerspiegel ausgeglichener. Unregelmäßigkeit im Tagesablauf bringt deine inneren Systeme aus dem Takt. Zum Beispiel zu spätes Essen oder hektisches Kauen versetzen den Körper immer in einen Alarmzustand. Dein Körper kann sich in diesem Zustand nicht optimal um Regeneration kümmern.

Heilsame Routinen zeigen sich auch im Umgang mit deinen Gedanken. Ein festes Ritual am Abend, eine kleine Pause, in der du den Tag abschließt, kann große Wirkung entfalten. Der Übergang zwischen Wachsein und Schlafen verdient mehr Beachtung. Wenn du deinem System die Gelegenheit gibst, sich zu verlangsamen, reagiert es mit Entlastung. Auch dein Gehirn verarbeitet Informationen effizienter, wenn du vor dem Einschlafen keine neuen Reize mehr aufnimmst. Ein stiller Ausklang ganz ohne Bildschirm hilft deinem Nervensystem, sich zu regulieren.

Routinen dürfen sich aber auch verändern. Sie sind kein starres Konstrukt. Vielmehr sind sie wie eine Einladung an deinen Körper, in eine wiedererkennbare Ordnung zurückzufinden. Du brauchst keine Perfektion, auch keine lange Liste von Regeln. Es genügt, wenn du beginnst, bewusst zu gestalten, was sich täglich wiederholt. Ein einfacher Ablauf, der sich für dich stimmig anfühlt, ist wertvoller als eine durchgetaktete Agenda, die dich überfordert.

Manche Routinen wirken sofort, andere entfalten ihre Kraft erst mit der Zeit. Du wirst spüren, was dir guttut. Dein Körper sendet Signale. Er reagiert mit mehr Ruhe, mit besserer Verdauung, mit einem stabileren Schlaf. Diese Zeichen sind Hinweise darauf, dass du auf einem guten Weg bist.

Es geht bei heilsamen Routinen nicht um Kontrolle, sondern um eine Verbindung. Eine Verbindung zu deinem eigenen Takt. Zu dem, was dir Sicherheit gibt. Zu dem, was dich leise stärkt. Diese Verbindung hilft dir dabei, in einem oft hektischen Alltag den roten Faden nicht zu verlieren.

Ein Tageskompass entsteht nicht auf Papier. Er entsteht in deinem täglichen Erleben. In den Momenten, in denen du dich entscheidest, dem Tag eine Richtung zu geben. Diese Richtung ist kein Ziel, es ist ein innerer Zustand. Ein Gefühl von Geführtsein durch dich selbst. Du brauchst dafür keine äußeren Bedingungen, du brauchst nur dich. Und den Mut, Verantwortung zu übernehmen für das, was du täglich wiederholst.

Mit jeder Routine gibst du deinem Körper eine Botschaft. Du sagst ihm, dass er wichtig ist. Du zeigst ihm, dass du mit ihm arbeitest. Du baust Vertrauen auf und dieses Vertrauen ist ein entscheidender Teil deiner Heilung.

Ein verlässlicher Tagesablauf ersetzt keine Therapie, aber er macht vieles wirksamer. Er unterstützt jede Form von Behandlung, jede Form von Veränderung. Er gibt dir Halt, wenn es im Außen wankt. Er erinnert dich daran, dass Gesundheit keine Idee bleibt, wenn du sie durch tägliche Fürsorge in einen Zustand verwandelst. Und das vor allem mit Ruhe und mit Bewusstheit. Mit einem Kompass, den du jeden Tag neu ausrichten kannst.

Der stille Impuls deiner Seele

Dein Verstand mag sich oft in Gedanken verlieren. Doch tief in dir lebt ein Wissen, das älter ist als jede Vorstellung. Dieses Wissen erinnert sich an die Sprache des Morgens, an das Licht, das dich weckt, an den Atem, der dich trägt. Es kennt den Takt der Sonne, den Fluss der Jahreszeiten und die wiederkehrende Ordnung in der Stille.

Wenn dein Alltag chaotisch wird, wenn Termine dich jagen und Anforderungen dich zerstreuen, dann beginnt etwas in dir leise zu rufen. Es ist die Sehnsucht nach Wiederholung. Nach etwas, das bleibt. Etwas, das dich hält. Du brauchst keine festen Regeln und keine vollständige Struktur. Was du brauchst, ist eine Form, in der du dich wiederfinden kannst. Jede wiederkehrende Geste schenkt deinem inneren System Orientierung. Ein Glas warmes Wasser am Morgen. Ein Moment der Stille vor dem Schlaf. Ein bewusster Atemzug in der Mittagssonne. All das sind keine Routinen im herkömmlichen Sinn. Es sind Tore. Tore in ein Leben, das dich mit dir selbst verbindet.

Deine Seele spricht nicht laut. Sie spricht nicht durch Leistung. Sie spricht durch Wiederholung. Immer dann, wenn du etwas täglich wiederholst, entsteht ein Raum, in dem sie zu dir sprechen kann. Sie zeigt sich im Einfachen. In der Art, wie du aufstehst und in der Art, wie du deinen Körper bewegst.

Du musst nicht alles neu ordnen. Es genügt, wenn du beginnst. Wenn du dich entscheidest, einen Augenblick am Tag zu ehren. Einen Übergang bewusst zu gestalten. Einen Atemzug nicht zu übergehen. Du schenkst dir damit nicht nur Struktur, vielmehr schenkst du dir Vertrauen. Und dein Körper beginnt, sich zu entspannen.

Heilung braucht Wiederholung, die nicht aus Zwang besteht. Es sollte eher eine Einladung sein. Du darfst immer wieder zurückkehren. Zu dir und zu dem, was trägt. Zu dem, was dich heilt.

Einladung zur Umsetzung

1. Finde eine kleine Handlung, die du ab heute täglich wiederholen möchtest. Wähle etwas, das dich stabilisiert, und verankere es fest in deinem Tagesablauf: ein kurzer Spaziergang vor der Arbeit, ein Glas Wasser immer um 10:00 Uhr oder drei Minuten Innehalten nach dem Mittagessen. Vielleicht ist es auch das Lesen eines Gedichts am Abend zur immer gleichen Uhrzeit. Entscheide dich für eine Sache. Und wiederhole sie täglich.
2. Verknüpfe deine neue Routine mit einem inneren Satz. Das bedeutet, wenn du diese Handlung ausführst, sag dir dabei bewusst: „Ich tue das für mich.“ Oder: „Das ist mein Anker.“ Dein Körper merkt sich nicht nur, was du tust, sondern auch, wie du darüber denkst.

Gib deiner Handlung Bedeutung. So wird aus einer Gewohnheit eine innere Ausrichtung.

3. Wiederhole diesen Schritt täglich. Wenn du einmal aussetzt, beginne einfach wieder. Heilung entsteht nicht durch Strenge, sondern durch die liebevolle Entscheidung, dich immer wieder neu auf dich selbst auszurichten.

25. Wie du Rückschläge in Stärke verwandelst

Was dein Geist längst weiß

Liam stand auf der Brücke hinter dem Dorf. Der Nebel hing noch über den Feldern und alles war still. Nur das Wasser unter ihm bewegte sich. In den vergangenen Wochen hatte er alles gegeben. Die Ernährung umgestellt, seine Termine reduziert, mehr geschlafen, regelmäßig meditiert. Und doch fühlte sich sein Körper wieder schwer an. Die Haut spannte. Die Müdigkeit kehrte zurück. Alte Symptome, die er längst hinter sich glaubte.

Er fühlte sich verraten. Von sich selbst, vom Weg, den er gewählt hatte. Von all den Versprechen, dass Heilung leicht sein darf. In dieser Stille auf der Brücke wurde ihm plötzlich bewusst, dass er nicht zum ersten Mal hier stand. Nicht an diesem Ort, aber an diesem inneren Punkt. Immer dann, wenn es herausfordernd wurde, war er kurz davor gewesen aufzugeben.

Plötzlich hörte er Schritte hinter sich. Leise und zögerlich. Es war Malik, sein ältester Freund. Die beiden hatten sich seit Monaten nicht gesehen. Ohne ein Wort stellte Malik sich neben ihn. Schweigend betrachteten sie das Wasser. Irgendwann sagte Malik: „Du denkst, es geht zurück, dabei geht es tiefer."

Liam nickte nicht. Aber etwas in ihm öffnete sich.

Malik fuhr fort: „Du erinnerst dich an unser Training damals? Immer wenn ich einen Muskel überfordert habe, wurde ich zuerst schwächer. Es fühlte sich an wie ein Rückschritt. Aber es war nur die Pause vor dem Wachstum."

Liam spürte, wie etwas in ihm zu brennen begann. Kein Feuer aus Wut. Es war eher wie ein stilles Licht, das sich wieder zeigte. Wie ein inneres Wissen, das nicht verschwunden war, nur leise geworden. Er atmete tief ein.

„Und ich dachte, ich hätte versagt“, sagte er.

Malik schüttelte den Kopf. „Du bist nicht gescheitert. Du bist schon unterwegs, genau jetzt.“

Sie blieben noch eine Weile dort. Es ging um keine Lösungen oder Strategien. Aber als Liam später die Brücke verließ, trug er etwas in sich, das größer war als jedes Konzept. Die Ahnung, dass Heilung nicht nur Rückkehr bedeutet. Sondern Verwandlung.

Dein Körper spricht mit dir

Es gibt Phasen, in denen der Körper nicht so reagiert, wie du es dir wünschst. Du hast alles gegeben, du hast dich an deinen Plan gehalten, deine Ernährung umgestellt, konsequent entgiftet, deine Gewohnheiten verändert. Und doch treten Symptome auf. Du fühlst dich schwächer, nicht stärker. Die ersten Zweifel kommen auf und du beginnst zu hinterfragen, ob sich der Weg überhaupt lohnt.

Innerhalb dieser Situation beginnt eine der wichtigsten Lernphasen deiner Heilungsreise. Nicht dann, wenn alles leicht geht. Nämlich dann, wenn dein Körper dir zeigt, dass Heilung keine gerade Linie ist. Du wirst herausgefordert, deine Erwartungen zu prüfen. Du wirst geprüft auf deine Verbindung zu dir selbst, auf deine Geduld und auf deine innere Haltung. Und genau hier liegt auch der Wendepunkt.

Heilung verläuft immer in Zyklen. Dein Körper arbeitet in Rhythmen, nicht in linearen Fortschrittskurven. Es gibt Momente, in denen er Energie sammelt. Es gibt andere, in denen er ausscheidet, abbaut, umschichtet. Manche Prozesse fühlen sich an wie Rückschritte, obwohl sie Ausdruck von tiefen Umwandlungen sind. Wenn du entgiftest, wenn du deine Ernährung umstellst, wenn du Altes loslässt, dann verändert sich mehr als nur deine äußere Lebensweise. Es werden tief sitzende Speicher geöffnet, belastende Stoffe freigesetzt, alte Spannungen gelöst. Und das braucht Zeit.

Wenn Symptome zurückkehren, bedeutet das nicht, dass du versagt hast. Es zeigt nur, dass dein Körper aktiv ist. Er nimmt die Chance wahr, Schichten abzutragen, die zuvor nicht erreichbar waren. Manchmal geht mit diesem Prozess Müdigkeit einher. Manchmal zeigen sich Gelenkschmerzen, Hautreaktionen, Verdauungsstörungen oder emotionale Turbulenzen. Das ist kein Scheitern, es ist ein Zeichen dafür, dass dein System arbeitet.

Viele geben an dieser Stelle auf. Sie verwerfen das, was ihnen bereits geholfen hat, weil sie kurzfristig keine Erleichterung spüren. Doch dein Körper funktioniert nicht nach dem Prinzip unmittelbarer Belohnung. Er hat ein Gedächtnis und er kennt deine Geschichte. Er weiß, was zu tun ist. Aber er braucht deine Bereitschaft, diesen Weg mitzugehen. Auch dann, wenn es herausfordernd wird.

Rückschläge haben eine Funktion. Sie machen sichtbar, was noch nicht stabil ist. Sie bringen Unbewusstes ins Licht. Manchmal sind sie notwendig, um dich wach zu machen. Damit du nicht weiter durch den Alltag gehst, ohne zu verstehen, was dein Körper dir zeigen will. Damit du nicht einfach Methoden anwendest, sondern in eine echte Beziehung zu deinem Körper trittst. Rückschläge lehren dich, zwischen Erwartung und Realität zu unterscheiden.

Stärke entsteht nicht im Zustand der Kontrolle. Sie wächst ständig in Momenten des Vertrauens. Wenn du es aushältst, dich nicht zu verurteilen. Und wenn du dich an deine Entscheidung erinnerst, auch dann weiterzugehen, wenn der Fortschritt kaum spürbar ist.

Rückschläge sind wie Spiegel. Sie zeigen dir, wo du noch versuchst, dich über Disziplin zu retten, anstatt auf Kooperation zu setzen. Dein Körper möchte nicht unterworfen werden, er möchte gehört werden. Wenn du ihn als Partner betrachtest, verändert sich alles. Dann wird jede Reaktion, jedes Symptom, jede Herausforderung zu einem Impuls für mehr Verständnis. Und genau daraus erwächst deine Stärke.

Wahres Wachstum zeigt sich nicht in der Zeit, in der du dich stark fühlst. Es zeigt sich in den Phasen, in denen du schwankst. Wenn du trotzdem weiteratmest und dich nicht abwendest, sondern bleibst. Mit dir und mit dem, was ist. In solchen Augenblicken wächst deine Integrität und du entwickelst Geduld und Mitgefühl. Aber das Wichtigste: Du entwickelst eine Kraft, die nicht mehr davon abhängig ist, ob gerade alles gut läuft.

Es ist hilfreich, einen Moment innezuhalten und zu beobachten, wie du mit dir sprichst, wenn etwas nicht wie geplant verläuft. Machst du dich klein? Wirst du hart? Verlierst du den Mut? Oder kannst du dir begegnen wie einem Menschen, der sein Bestes gibt? Die Art, wie du mit dir selbst umgehst, ist der eigentliche Schlüssel. Denn dein Körper hört jede innere Haltung. Er reagiert natürlich auf Druck und auf Ungeduld. Aber genauso reagiert er auch auf Fürsorge und auf Geduld.

Du musst dich nicht ständig verbessern. Du musst dich nicht optimieren. Du darfst anerkennen, was du bereits tust. Rückschläge erinnern dich daran, dass dein Weg kein Projekt ist, er ist ein Prozess. Und dieser Prozess verläuft nicht in Etappen, die du einfach abhaken kannst. Er geht dabei tiefer. Denn er fordert dich auf, langsamer und aufmerksamer zu werden.

Manchmal braucht der Körper Umwege, um ein Ziel wirklich zu erreichen. Manchmal zeigen sich Symptome, um dich zu erinnern, dass du dich nicht verlieren darfst im Tempo des Alltags. Rückschläge dienen dir als Wegweiser. Sie machen dich aufmerksam auf alte Muster, auf unbewusste Überforderungen, auf fehlende Ruhephasen. Sie bringen dich zurück zu dem, was wesentlich ist.

Du musst deinem Weg nicht blind vertrauen. Doch du darfst lernen, ihm mit wacher Aufmerksamkeit zu folgen. Du darfst auch hinterfragen. Stärke zeigt sich nicht in der Abwesenheit von Zweifeln. Sie zeigt sich darin, wie du auf sie reagierst. Ob du dich abwendest oder bereit bist, Verantwortung zu tragen und mit offenem Blick weiterzugehen.

Jeder Rückschlag trägt die Möglichkeit in sich, eine tiefere Form von Vertrauen aufzubauen. Vertrauen in deinen Körper, deinen Weg und vor allem Vertrauen in dich selbst. Wenn du den nächsten Schritt zulässt, das Unvollkommene nicht als Feind zu sehen, sondern als

Lehrer, dann wächst in dir etwas, das kein Konzept ersetzen kann. Es ist die Art von Stärke, die bleibt. Auch wenn niemand von außen erkennt, wie viel du in Wahrheit schon geschafft hast.

Der stille Impuls deiner Seele

Du glaubst, du bist gefallen. Doch in Wahrheit hast du den Boden berührt, auf dem du stehen kannst. Rückschläge sind nicht das Ende deines Weges. Sie sind der Anfang deiner Tiefe. In diesen Momenten offenbart sich, wie tief deine Entscheidung wirklich reicht. Ob du deinen Weg nur gehst, solange er sich leicht anfühlt. Oder ob du bereit bist, auch durch das Unbequeme hindurchzugehen.

Dein Körper trägt eine Weisheit, die älter ist als deine Zweifel. Er folgt Rhythmen, die mehr wissen als dein Verstand. Wenn er langsamer wird, wenn Symptome sich zeigen, wenn du müde wirst, dann versucht er nicht, dich zu ärgern. Er versucht, dich zu erreichen.

Manchmal braucht es das Stolpern, um innezuhalten. Manchmal zeigt sich erst im Stocken deine wahre Stärke. Denn genau dort beginnt das, was sich nicht aus Büchern lernen lässt: Vertrauen und Geduld.

Wenn du nicht davonläufst, beginnt etwas in dir zu wachsen. Nicht aus der Kontrolle heraus, sondern aus dem Raum, den du öffnest, wenn du dich nicht mehr gegen dich selbst wendest. Es ist dieser stille Raum, in dem dein Körper aufatmet. In dem dein Nervensystem begreift, dass du bleibst.

Du musst nicht alles verstehen. Du brauchst nur eines: die Bereitschaft, dich nicht zu verlieren, wenn es herausfordernd wird. Dadurch spürst du, dass Heilung nicht nur bedeutet, dass etwas verschwindet. Heilung ist die Fähigkeit, mit dir zu bleiben. Und gerade dann, wenn nichts sofort besser wird.

Wenn du diesen Raum aushältst, wenn du darin verweilst, beginnt etwas Größeres, dich zu tragen. Es ist keine Technik, es ist Erinnerung. Die Erinnerung daran, dass du getragen wirst. Auch wenn du dich selbst kurz nicht spürst.

Einladung zur Umsetzung

1. Führe ein Abendritual ein. Nimm dir fünf Minuten und frage dich: Was hat mir heute Kraft gegeben? Was hat mich erschöpft? Wo bin ich über meine Grenze gegangen? Höre deinem Körper genau zu und er wird anfangen, noch besser mit dir zu kommunizieren.
2. Wenn Symptome wiederkommen, halte sie nicht für ein Zeichen des Versagens. Erinnere dich daran, dass dein Körper ein Rhythmuswesen ist. Schreibe einen Satz auf, der dich daran erinnert: „Ich bin in einem Prozess, und mein Körper arbeitet für mich." Hänge ihn sichtbar auf. Nicht als Mantra, sondern als Erinnerung daran, dass deine Biologie tiefer denkt, als du es manchmal tust.
3. Sprich mit dir, wie du mit einem Menschen sprechen würdest, den du liebst. Achte auf deine inneren Sätze in schwierigen Phasen. Ersetze Kritik durch Mitgefühl. Wenn du spürst, dass du hart wirst, lege eine Hand auf dein Herz und sag dir: „Ich darf weich bleiben, auch wenn es gerade schwer ist." Dein Körper reagiert auf diese Haltung.

26. Dein inneres Kind und deine Heilreise

Was dein Geist längst weiß

Es war nur ein Satz. Dahingesagt, fast beiläufig. „Jetzt reiß dich mal zusammen." Er fiel im Vorbeigehen, als ihre Stimme zitterte. Da war niemand laut geworden, niemand hatte geschrien. Doch etwas in ihr zog sich damals zusammen wie ein Nerv, der falsch berührt wird.

Jahre später hörte sie ihn wieder. In sich selbst. Jedes Mal, wenn sie müde wurde. Wenn sie etwas nicht verstand. Wenn ihr Körper langsamer war als der Plan. Der Satz saß da wie ein Filter zwischen ihr und der Welt. Und sie gehorchte ihm. Wieder und wieder.

Erst als sie krank wurde, begann etwas zu bröckeln. Sie hatte gelernt, alle Signale zu ignorieren. Doch plötzlich wurde es still in ihr. Kein Widerstand und kein Antrieb. Nur ein feines Zittern im Innersten.

In einer dieser Nächte stand sie im Flur. Es war drei Uhr morgens. Sie trug eine Tasse warmes Wasser, nicht aus Ritual, nur weil ihr kalt war. Und da kam er wieder, der Satz. Diesmal aber blieb sie stehen. Sagte nichts. Dachte nichts. Und mit einem Mal spürte sie den Unterschied zwischen der Stimme von damals und ihrer eigenen.

Es war nur ein kurzer Abschnitt in der Zeit. Und doch öffnete er etwas, das nicht mehr zu schließen war.

Dein Körper spricht mit dir

In deinem heutigen Körper lebt eine Geschichte, die weit zurückreicht. Sie beginnt nicht mit deiner ersten bewussten Entscheidung zur Veränderung. Sie beginnt auch nicht mit der Diagnose, die dich vielleicht aufgerüttelt hat. Sie beginnt mit dem Kind, das du einmal warst. Mit dem, was dieses Kind gesehen hat, was es gespürt hat, was es sich gewünscht und worauf es vergeblich gehofft hat.

Jede gesundheitliche Veränderung, die du anstrebst, berührt diesen Teil in dir. Nicht auf psychologische Weise, nicht als Konzept oder Theorie. Stattdessen als gelebte Realität, die in deinem Nervensystem, in deinen Organen und in deinen Reaktionen gespeichert ist. Deine Art, zu essen, zu atmen, dich zu spüren, ist durchzogen von alten Prägungen. Und gerade deshalb ist jede Heilreise mehr als eine körperliche Regeneration. Sie ist ein sanftes Wiederfinden des Kindes in dir, das damals nicht sagen konnte, was es gebraucht hätte.

Du brauchst keine genauen Erinnerungen, um Zugang zu diesem Kind zu finden. Du musst auch keine schmerzhaften Erlebnisse ausgraben oder analysieren. Oft reicht ein genauer Blick auf dein heutiges Verhalten. Wie gehst du mit dir um, wenn du müde bist. Wie reagierst du auf Schwäche. Wie schnell verurteilst du dich, wenn du nicht durchhältst. Diese Reaktionen sind kein Zufall. Sie sind geprägt von Erfahrungen, in denen du lernen musstest, stark zu sein, obwohl du Schutz gebraucht hättest.

Dein Körper erinnert sich an Situationen, in denen du zurückgesteckt hast, obwohl du innerlich aufbegehrt hast. An Stunden des Stillhaltens, obwohl du dich bewegen wolltest. An Worte, die du geschluckt hast, weil niemand bereit war, sie zu hören. Diese gespeicherten Erfahrungen wirken wie ein inneres Programm. Sie beeinflussen deinen Stoffwechsel, deine Hormone, deinen Schlaf, deinen Appetit.

Das innere Kind ist kein Konzept für sensible Seelen. Es ist ein realer Anteil deines Nervensystems, der heute noch aktiv ist. Wenn du dich überforderst, meldet sich dieser Anteil. Wenn du dich selbst unter Druck setzt, meldet er sich ebenso. Und wenn du dich übergehst, nur um Erwartungen zu erfüllen, dann spürst du vielleicht nicht den Schmerz von damals, aber du spürst die Erschöpfung von heute.

Gesundheit ist nicht allein eine Frage von Disziplin oder Wissen. Es geht auch um den Umgang mit inneren Stimmen, die dir einreden, du wärst nur dann wertvoll, wenn du funktionierst. Diese Stimmen stammen nicht aus dem Hier und Jetzt. Sie haben sich aus Sätzen gebildet, die du als Kind verinnerlicht hast. Aus Blicken, aus Schweigen, aus Anforderungen, denen du dich nicht entziehen konntest.

Ein zentraler Schritt deiner Heilreise besteht darin, diese inneren Muster zu erkennen. Wichtig ist, dass du dich ihnen so zuwendest, als wärst du selbst das Kind, das du damals warst. Du darfst heute Entscheidungen treffen, die diesem Kind guttun würden. Du darfst es ernst nehmen, ohne es analysieren zu müssen. Du darfst es versorgen, ohne dass es sich erst beweisen muss.

Wenn du deinem Körper heute ausreichend Ruhe gibst, ehrst du das Kind, das damals keine Pause machen durfte. Wenn du dir nahrhafte, heilende Mahlzeiten zubereitest, gibst du ihm das, was es lange vermisst hat. Wenn du dir selbst zuhörst, ohne dich gleich zu korrigieren, entsteht etwas Neues. Eine Verbindung, die tief wirkt, weil sie aus Mitgefühl kommt und nicht aus Anforderung.

Diese Fürsorge ist kein Umweg. Sie ist kein nettes Extra auf deinem Heilungsweg. Sie ist Teil der Ursache. Denn jedes Symptom, das du heute wahrnimmst, ist durchzogen von alten Reaktionsmustern. Deine Leber trägt Spuren dieser Geschichte. Sie hat früh gelernt, mit Stresshormonen umzugehen, mit Schüben von Adrenalin, mit dem Gefühl, ständig auf der Hut sein zu müssen.

Wenn du dich heute sicherer fühlst, wenn du beginnst, dir selbst zu vertrauen, verändert sich auch ihr Zustand. Nicht plötzlich, auch nicht spektakulär. Aber deutlich genug, dass du es spüren kannst. Die Entgiftungsleistung steigt und deine Schlafqualität verbessert sich. Dein Hunger wird feiner, dein Sättigungsgefühl verlässlicher. Dein Nervensystem fährt herunter. All das wird möglich, wenn du nachgibst und deinem Inneren Raum gibst, sich zu entspannen.

Es gibt in jedem Heilungsprozess eine Schwelle, an der es nicht mehr darum geht, was du isst oder wie du dich bewegst. Es geht darum, wie du mit dir sprichst. Wie du auf dich reagierst, wenn etwas nicht gelingt. Wie du dich behandelst, wenn du Rückschritte erlebst. Genau dort beginnt eine der tiefsten Formen von Genesung – durch die

Rückkehr in eine Beziehung, die lange unterbrochen war und wieder wachsen darf.

Das innere Kind in dir ist kein Fremdkörper. Es ist ein Teil deiner Biografie, der gesehen werden will. Es genügt, mit einem einfachen Wissen hinzuschauen, ohne Drama und ohne Mitleid. Es lebt in dir, und es reagiert auf jeden deiner heutigen Schritte. Wenn du aufhörst, dich zu beschämen, hörst du auf, es zu übergehen. Wenn du aufhörst, dich zu kontrollieren, entsteht Raum für Vertrauen.

Dein Körper ist bereit, neue Wege zu gehen. Er braucht nicht mehr Kontrolle, er braucht Sicherheit. Und diese Sicherheit wächst, wenn du deinem eigenen inneren Erleben mit Respekt begegnest. Wenn du dir erlaubst, menschlich zu sein. Wenn du das zulässt, entsteht etwas Kostbares. Eine Heilung, die sich durch Bindung entfaltet und jenseits von Leistung wirkt.

Du musst dafür nicht perfekt sein. Du musst dich nicht von allem befreien. Aber du kannst dich erinnern, wer du einmal warst. Und du kannst dir selbst das geben, was damals gefehlt hat. In deiner Stimme, in deiner Entscheidung, in deinem Umgang mit dir selbst. Hier darf ein weiterer Teil der Heilung starten.

Der stille Impuls deiner Seele

In dir lebt ein Wesen, das nicht verurteilt, nicht beschleunigt und nicht vergleicht. Es kennt keine Forderung. Es ist auch nicht an Leistung interessiert. Dieses Wesen ist nicht jung und nicht alt, es ist einfach nur da.

Es war schon bei dir, bevor jemand dich formen wollte. Es hat dich gespürt, bevor du Worte hattest. Und es erinnert sich an alles, was du vergessen musstest, um dazuzugehören.

Du kannst es nicht therapieren, du kannst es nicht verbessern. Aber du kannst ihm zuhören. Nicht mit den Ohren, sondern mit der Haltung. Wenn du dich dir selbst wieder zuwendest, spürt es das. Es öffnet sich nicht laut. Es fragt nicht nach deiner Absicht. Es zeigt sich erst, wenn du aufhörst, etwas erreichen zu wollen.

Dann geschieht etwas, das tiefer heilt als jede Methode. Du erinnerst dich wieder an das, was du bist. An das, was nie zerbrochen war. Und an die stille Kraft, die aus diesem Erinnern wächst. Dort beginnt echte Rückverbindung.

Einladung zur Umsetzung

1. Wenn du dich erschöpft fühlst, frage dich: „Was würde ich jetzt einem Kind raten, das ich liebe?" Handle dann genauso. Lege dich hin, iss etwas Nährendes, sprich sanft mit dir. Du darfst dich umsorgen, ohne dafür stark sein zu müssen.
2. Achte in schwierigen Momenten auf deine Gedanken. Wenn du dich innerlich kritisierst, formuliere um. Sag dir: „Ich bin da. Und das reicht." Wiederhole diesen Satz, bis dein Körper spürt, dass er nicht mehr kämpfen muss, um gesehen zu werden.
3. Bereite dir eine Mahlzeit mit Sorgfalt zu. Ohne Ablenkung. Setz dich hin, iss langsam, ganz bei dir. Diese kleine Handlung kann etwas nachholen, das lange gefehlt hat: echte Versorgung. Dein Körper wird darauf antworten und das innere Kind auch.

27. Heilung ist kein Sprint

Was dein Geist längst weiß

Er hatte sich gut vorbereitet. Hatte gelesen, geforscht und geplant. Der Kühlschrank war umgestellt, der Terminkalender geleert. Täglich stand er pünktlich auf, trank seine Säfte, schrieb seine Fortschritte auf. Er meditierte, atmete tief, aß bedacht. Alles in ihm war bereit für die Veränderung.

Nach zwei Wochen fühlte er sich kraftvoll. Nach drei schien es, als würde alles aufgehen. Er spürte mehr Ruhe im Bauch, mehr Leichtigkeit im Kopf. Noch ein paar Tage, dachte er, dann wird es geschafft sein.

Am fünften Dienstag kam der Rückschlag. Aus dem Nichts. Müdigkeit, Gereiztheit, ein schwerer Körper. Er versuchte, sich zusammenzureißen. Machte weiter, noch konsequenter, noch disziplinierter. Doch nichts bewegte sich. Tagelang blieb alles zäh. Er wurde stiller und Zweifel kamen auf. Vielleicht hatte er etwas übersehen. Vielleicht war er doch nicht der Typ für diesen Weg. Vielleicht war alles eine Illusion.

Am neunten Tag setzte er sich in den Schatten einer alten Mauer. Er wollte nicht aufgeben, einfach nur durchatmen. Er beobachtete die Sonne auf dem Stein. Die Risse im Putz. Das zarte Grün, das sich durch den Spalt schob. Es hatte gedauert. Vielleicht Wochen, vielleicht auch Monate. Kein Mensch hatte den Moment gesehen, in dem der Samen durchbrach. Aber er war gewachsen. Und er war geblieben.

Er saß lange dort. Ohne Plan und ohne Bewertung. Er dachte an seinen Körper. Dachte daran, was alles in ihm still arbeitete. Ohne sichtbares Ergebnis, ohne Applaus. Und doch unermüdlich.

In dieser Stille fiel der Druck von ihm ab. Denn er verstand jetzt, dass das Wesentliche nicht immer im Licht geschieht. Es geschieht im

Vertrauen, im Nicht-Weglaufen. Im Weitermachen, auch wenn nichts zu passieren scheint.

Als er aufstand, war zwar nichts geheilt. Aber alles in Bewegung.

Dein Körper spricht mit dir

Einer der häufigsten Sätze, die ich höre, lautet: „Wann bin ich wieder gesund?" Diese Frage begleitet viele, die sich auf den Weg der Genesung begeben haben. Sie begegnet mir in Gesprächen und oft in persönlichen Beratungen. Und sie ist verständlich. Denn wer lange mit Beschwerden lebt, sehnt sich nach einer Antwort oder nach einem Zeitpunkt, an dem das Leiden endet. Doch ich kann dir diesen Zeitpunkt nicht nennen. Den kann kein Mensch festlegen, denn Heilung folgt keinem festen Zeitplan. Sie lässt sich nicht messen oder erzwingen.

Was ich dir aber sagen kann, ist, dass Heilung geschieht. Sie ist in dir angelegt. Denn sie folgt einem eigenen Rhythmus. Und dieser Rhythmus hat weniger mit äußeren Erwartungen zu tun als mit inneren Prozessen, die oft lange Zeit unsichtbar bleiben. Es gibt Menschen, die sich innerhalb weniger Wochen deutlich besser fühlen, andere brauchen Monate. Manche spüren erste Fortschritte, geraten dann aber wieder in alte Muster oder durchleben eine Phase, in der die Symptome stärker werden. Das bedeutet nicht, dass sie versagt haben. Es bedeutet, dass Heilung in Schüben verläuft. In Wellen, die kommen und gehen. In Etappen, die sich manchmal wie Rückschritte anfühlen, obwohl sie Teil des Fortschritts sind.

Die Frage nach dem Wann verkennt oft die Tiefe des Prozesses. Sie sieht nur das Ziel, aber nicht die vielen Ebenen, auf denen sich Veränderung vollzieht. Der Körper ist kein mechanisches System, er ist ein komplexes Gefüge aus Zellen, Flüssigkeiten, Nervenbahnen, Hormonen, Organen und Energien, die miteinander kommunizieren. Wenn du krank wirst, ist das Ergebnis nie auf eine einzige Ursache zurückzuführen. Es ist immer das Zusammenspiel verschiedener Belastungen.

Genauso ist es auch mit der Heilung. Sie hängt davon ab, wie viele dieser Belastungen du in deinem Inneren trägst. Wie viele Schadstoffe sich in deinem Gewebe abgelagert haben und wie stark dein Nervensystem beansprucht ist. Oder wie geschwächt deine Leber ist. Und wie lange verschiedenste Erreger bereits in dir aktiv sind.

Die Leber spielt dabei eine zentrale Rolle. Sie ist der stille Taktgeber deiner Genesung. Sie entscheidet darüber, wie gut dein Körper mit Belastungen umgehen kann und ob er in der Lage ist, sich zu regulieren. Wenn sie geschwächt ist, wird jeder andere Heilimpuls gebremst. Egal, wie gesund du dich ernährst oder wie sehr du dich bemühst: Ohne eine funktionierende Leber bleibt dein System im Ausnahmezustand. Sie ist das Organ, das im Hintergrund die Fäden zusammenhält, auch wenn du es nicht spürst. Deshalb ist sie keine von vielen Baustellen. Sie ist der zentrale Ort, an dem sich entscheidet, ob Heilung überhaupt möglich wird. Solange sie überlastet bleibt, kann dein Körper keinen nachhaltigen Fortschritt erzielen. Erst wenn sie entlastet wird, beginnt sich der gesamte Organismus neu zu sortieren. Dann kommt dein System zur Ruhe. Dann kann das, was in dir krank geworden ist, überhaupt wieder in eine Richtung gelenkt werden, die Regeneration erlaubt. Die Leber ist nicht ein Teil der Lösung, sie ist die Voraussetzung dafür, dass überhaupt eine Lösung greifen kann.

Das bedeutet nicht, dass du dich schlecht fühlst, weil du etwas falsch machst. Es zeigt lediglich, wie viel dein Körper auszubalancieren versucht. Und genau deshalb lässt sich die Frage nach dem Zeitpunkt der vollständigen Genesung nicht pauschal beantworten. Denn jede Leber, jedes Immunsystem, jede Zelle hat ihre eigene Geschichte. Und jede Heilreise braucht ihre Zeit.

Es kann hilfreich sein, den Blick zu weiten. Wenn du dich fragst, ob du schon gesund bist, dann frage dich auch, woran du das festmachen willst. Ist es das vollständige Verschwinden aller Symptome? Oder das Gefühl, dass dein Körper wieder stabil arbeitet? Ist es die Energie, mit der du deinen Alltag bewältigst? Oder der innere Zustand, in dem du dich wieder sicher fühlst? Es gibt nicht nur ein Zeichen, an dem sich

Heilung ablesen lässt. Es ist vielmehr ein Zusammenspiel aus vielen kleinen Veränderungen. Manchmal spürst du, dass du besser schläfst. Oder dass dein Bauch weniger gereizt reagiert, dass du wieder durchatmen kannst. Oder dass du morgens mit mehr Vertrauen aufwachst. All das sind Zeichen, die zeigen, dass dein Körper sich reguliert.

Was du dafür brauchst, ist Geduld. Eine Haltung, die aus Vertrauen wächst und anerkennt, was dein Körper täglich leistet. Und als ein Loslassen von der Idee, dass Gesundheit ein Zustand ist, der sich auf Knopfdruck wiederherstellen lässt. Heilung ist ein Prozess, kein Sprint. Sie verläuft immer in Phasen. Du wirst Tage erleben, an denen du dich kräftig fühlst, und du wirst Phasen durchlaufen, in denen Symptome zurückkehren. Aber keine Sorge, das ist kein Zeichen von Rückfall. Es ist ein Zeichen, dass dein Körper gerade eine weitere Schicht bearbeitet. Eine Ebene, die zuvor noch nicht erreichbar war.

Wenn du diese Sichtweise für dich annehmen kannst, wirst du lernen, Schwankungen nicht mehr als Scheitern zu deuten. Du wirst erkennen, dass dein Körper dir stetig Rückmeldung gibt. Und dass jeder dieser Hinweise dich näher zu deinem Ziel bringt.

Es gibt also keine allgemeine Antwort auf die Frage nach dem Ende des Prozesses. Aber es gibt etwas, das du tun kannst. Du kannst dich ausrichten. Du kannst deinem Körper jeden Tag eine neue Chance geben. Durch die Nahrung, die du wählst, durch den Schlaf, den du ihm schenkst. Durch die Entscheidung, ihn nicht zu überfordern. Und durch das Vertrauen, dass jeder Tag, den du in diesem Bewusstsein lebst, ein Schritt in Richtung Heilung ist. Auch wenn du es nicht sofort spürst. Auch wenn es keine Beweise gibt oder du auch zweifelst. Dein Körper hört dich und arbeitet mit dir.

Du gehst diesen Weg auf deine Weise. Mit allem, was du erlebt hast. Mit dem, was dich trägt, und dem, was dich herausfordert. Es braucht keine ideale Form. Es braucht deine Bereitschaft, immer wieder aufzustehen und weiterzugehen. Auch an Tagen, die sich schwer anfühlen. Die Kraft liegt nicht im Verstehen eines Endpunktes, sie liegt in der Entscheidung, heute Verantwortung zu übernehmen. Und diese Entscheidung wiederholst du, sooft es nötig ist. Heilung verläuft nicht geradlinig. Sie folgt deinem inneren Tempo. Sie bringt dich zurück in ein Gleichgewicht, das deinem Wesen entspricht. Schritt für Schritt entsteht ein neuer Zustand. Einer, der aus dir selbst hervorgeht.

Der stille Impuls deiner Seele

In dir wirkt ein Rhythmus, der sich nicht beschleunigen lässt. Er kennt kein Ziel, keine Frist, keinen Beweis. Er folgt der inneren Bewegung von Leben selbst. So wie sich ein Same nicht beeilen kann zu keimen, kann sich auch deine Heilung nicht dem Takt deiner Erwartungen unterwerfen.

Dein Körper ist kein Projekt. Er ist ein Bewusstsein. Er spürt, wenn du ihn unter Druck setzt. Er hört, wenn du ihn forderst, ohne zu fühlen. Er zieht sich zurück, wenn du versuchst, ihn zu kontrollieren. Und er öffnet sich, wenn du ihn begleitest.

Wachstum geschieht nicht im grellen Licht der Ziele. Es geschieht im Schatten der Geduld. In Momenten, in denen du nicht kämpfst, sondern lauschst. An Tagen, an denen du nicht analysierst, sondern atmest. In Stunden, in denen du nicht nach Ergebnissen suchst, sondern dich erinnerst, dass dein Körper bereits längst dabei ist, neu zu werden.

Vertraue diesem inneren Strom. Auch wenn er langsam fließt. Auch wenn er Umwege nimmt. Auch wenn er dich in tiefe Wasser führt, in denen du nicht alles verstehst. Aber du wirst getragen. Jeder Tag, an dem du atmest, ist ein Tag der Rückkehr. Zurück zu dir. Zurück zu deinem Ursprung.

Einladung zur Umsetzung

1. Schreibe dir jeden Abend einen Fortschritt auf. Etwas Kleines, das leichter war als gestern. Das können wenige Minuten besserer Schlaf sein oder ein Moment innerer Ruhe. So wächst Vertrauen.

2. Frag dich heute und dann immer alle vier Wochen auf einer Skala von 1 bis 10: „Wie fühle ich mich heute?“ Trage den Wert ein. Nach einem Jahr entsteht ein Verlauf, der sichtbar macht, was dein Körper leistet. Und der dir zeigt, es geht weiter. Auch wenn du es zwischendurch vergisst.

28. Die Kraft der Entscheidung

Was dein Geist längst weiß

Linda saß auf dem kleinen Balkon des Gästehauses, irgendwo zwischen Bergen und Reisfeldern in Nordvietnam. Das Summen der Mopeds war weit weg, nur das leise Ticken der Wanduhr im Zimmer war zu hören. Matthias schlief noch. Oder tat zumindest so. Sie wusste es nicht mehr genau. Seit Tagen schwiegen sie öfter, als dass sie miteinander sprachen.

Es war ihre gemeinsame Reise gewesen. Nach all den Jahren, nach allem, was sie zusammen erlebt hatten. Zwei Monate Auszeit. Rucksack, fremde Gerüche, ein anderes Leben. Alles hatte gut begonnen. Doch irgendwo zwischen dem Dschungel in Laos und den endlosen Busfahrten durch Kambodscha war etwas leise verrutscht.

Sie hatte gehofft, sie würden sich näherkommen. Stattdessen fühlte sie sich fremder denn je. Er war oft müde, zog sich zurück, redete kaum über das, was in ihm vorging. Und sie? Sie wartete, Tag für Tag. Wartete auf eine Geste, ein Wort, einen Moment, der ihnen beiden zeigen würde: *Wir sind noch da.*

An diesem Morgen aber wartete sie nicht mehr. Sie stand auf, holte ihren Block und begann zu schreiben. Nicht an ihn, an sich. Kein Vorwurf, keine Erklärung. Nur ein Satz: *Ich will mich selbst nicht mehr verlieren.*

Dann ging sie ins Zimmer zurück, setzte sich an die Bettkante und berührte seine Schulter. Ihre Stimme war ruhig.

„Ich bleibe hier. Für ein paar Tage. Ich brauche Raum, um zu spüren, was wirklich in mir lebt. Du darfst weiterreisen oder bleiben. Aber ich gehe jetzt einen Schritt für mich.“

Er sah sie an, ohne Abwehr und ohne Flucht.

Und seit langer Zeit fühlte es sich an, als wäre sie endlich wieder bei sich angekommen.

Dein Körper spricht mit dir

Heilung ist kein Vorgang, der von außen gesteuert wird. Sie beginnt unter anderem in dem Augenblick, in dem du dich innerlich bewegst. Du tust es aus eigener Überzeugung. Weil in dir etwas gereift ist und du spürst, dass der Zeitpunkt gekommen ist, Verantwortung für dich zu übernehmen. Diese Entscheidung ist kein lautes Ereignis und auch kein dramatischer Wendepunkt. Du hast einfach für dich entschieden, dass du diesen Weg gehen möchtest, auch wenn du noch nicht weißt, wohin er führt.

Entscheidungen sind der Beginn jeder Veränderung. Natürlich kannst du dich belesen, du kannst analysieren, du kannst dich vorbereiten oder auch zweifeln. Doch erst wenn du eine Entscheidung triffst, beginnt etwas in dir zu wirken. Dein Körper spürt das, und deine Zellen reagieren darauf sofort. Du musst keinem etwas beweisen. Es geht darum, Verantwortung zu tragen. Dich zu zeigen, auch wenn Zweifel da sind. Den nächsten Schritt zu gehen, selbst wenn Unsicherheit mitschwingt oder du dich zurückhältst aus Angst vor Fehlern.

Heilung fordert Mut. Nicht den Mut, alles zu schaffen, und auch nicht den Mut, stark zu wirken. Es ist der Mut, den ersten Schritt zu gehen, obwohl du nicht weißt, wie der zweite aussieht. Es ist der Mut, dein altes Wissen infrage zu stellen und deine bisherigen Entscheidungen zu überprüfen. Und dann vor allem neu zu wählen. Selbst wenn du das Gefühl hast, dass deine Kräfte begrenzt sind.

In der Tiefe jeder Entscheidung liegt eine Begegnung mit dir selbst. Du schaust jetzt nicht mehr weg. Du wartest nicht mehr darauf, dass sich Umstände verbessern oder sich andere Menschen verändern. Du beginnst, dich selbst ernst zu nehmen. Du trittst einen Schritt zurück aus alten Mustern. Du erkennst, dass es deine Aufgabe ist, diesen Körper zu schützen, diese Seele zu nähren, dieses Leben zu ehren. Es ist dein Leben. Nur du kannst entscheiden, was du daraus machst.

Oft entsteht der Irrglaube, Heilung sei ein Zustand, der sich irgendwann einstellt. Als würde man lange genug aushalten und dann plötzlich gesund werden. Doch so funktioniert der Körper nicht. Er arbeitet in jedem Augenblick. Er reagiert auf deine Gedanken, auf deine Ernährung, auf deine Haltung zum Leben. Wenn du dich entscheidest, ihm zu helfen, verändert sich etwas. Keine Entscheidung bleibt ohne Wirkung, auch dann nicht, wenn sie klein erscheint.

Vielleicht lässt dich das zweifeln, weil du bereits Rückschläge erlebt hast. Du hast begonnen, wieder aufgehört und dadurch den Mut verloren. Aber all das ist Teil des Weges. Es geht nicht darum, nie zu fallen. Du wirst hinfallen. Es geht darum, wieder aufzustehen. Es geht darum, deiner Entscheidung treu zu bleiben, auch wenn es schwerfällt. Auch wenn alte Muster dich zurückziehen wollen. Jede bewusste Entscheidung für dich selbst schwächt das Feld der alten Kräfte und stärkt deine eigene Handlungsfähigkeit.

Auch hier gilt, du musst nicht alles sofort ändern. Aber du kannst dich entscheiden. Und zwar heute und jetzt. Für eine Richtung, die deinem Körper guttut. Es beginnt mit kleinen Dingen. Mit dem, was du einkaufst, und mit dem, was du isst. Auch mit dem, was du denkst. Und es weitet sich aus. Je länger du dranbleibst, desto stärker wird dein inneres Fundament. Du trägst Verantwortung, obwohl nicht alles sicher ist. Weil du dich dafür entschieden hast, deinen Weg bewusst zu gehen.

Diese Verantwortung ist kein Gewicht und keine Last, die dich niederdrückt. Sie ist eine Würde, eine Haltung, die dich aufrichtet. Du beginnst, dich selbst ernst zu nehmen, und hörst auf, Ausreden zu suchen. Du erkennst, dass du der wichtigste Mensch in deinem Leben bist und dass jede echte Veränderung in dir beginnt.

Und nochmals: Ja, es wird Tage geben, an denen du zweifelst. An denen du das Gefühl hast, dass nichts vorangeht. An denen alte Symptome zurückkehren oder neue Unsicherheiten entstehen. Doch das bedeutet niemals, dass dein Weg falsch ist. Der Körper braucht einfach Zeit. Er folgt seinem eigenen Rhythmus, denn manchmal geschieht Heilung sichtbar und manchmal geschieht sie im Verborgenen. Doch das Schöne daran ist: Sie geschieht. Und sie geschieht in Antwort auf deine Entscheidung.

Die Kraft, die du brauchst, ist bereits in dir. Sie war nie verschwunden. Sie wurde vielleicht überdeckt von Erfahrungen, von Erschöpfung, von alten Geschichten. Doch sie ist da. Und du erreichst sie, indem du dich entscheidest, ihr wieder zu vertrauen. Auch wenn du dich noch schwach fühlst und auch wenn du noch keine Ergebnisse siehst. Deine Entscheidung hat eine Wirkung, die über das Sichtbare hinausgeht, sie richtet dich aus. Sie erinnert deinen Körper daran, dass er nicht allein ist.

Entscheidungen sind aber keine Garantie, doch sie sind ein Anfang. Ein Anfang, der alles verändern kann. Wenn du dich entscheidest, für dich einzustehen, gibst du deinem Körper ein Signal. Du gibst ihm den Raum, den er braucht, um sich zu orientieren. Du nimmst Einfluss auf Prozesse, die tief in deinem Inneren ablaufen. Entgiftung, Regeneration, Zellneubildung. All das geschieht nicht zufällig, es folgt Impulsen. Und deine Entscheidung ist einer dieser Impulse.

Es braucht Mut, diesen Weg zu gehen, denn er ist nicht immer bequem. Und selbstverständlich ist es einfacher, zu warten und sich anzupassen. Es ist auch viel einfacher, auf morgen zu vertrösten. Doch Gesundheit entsteht nicht durch Bequemlichkeit, sie entsteht durch Ausrichtung. Und diese Ausrichtung beginnt in dir und mit deiner Entscheidung. Und zwar heute, nicht irgendwann.

Wichtig zu wissen ist, dass du in den seltensten Fällen Opfer deiner Gene, deiner Vergangenheit oder deiner Diagnosen bist. Du bist ein Mensch mit Einfluss. Und dieser Einfluss beginnt da, wo du bereit bist, ihn zu nutzen. Wenn du dich selbst ernst nimmst, erinnert sich dein Körper. Er richtet sich auf, erneuert sich aus eigener Kraft und folgt dem inneren Impuls, wieder gesund zu werden.

Deine Entscheidung ist der erste Schritt. Jeder weitere wird einfacher, weil du stärker wirst. Du lernst, dir selbst zu vertrauen, und du beginnst, deine eigenen Kräfte wieder zu spüren. Du hörst schließlich auf, dich treiben zu lassen, und beginnst, selbst wieder zu lenken. Das heißt, du wirst dich nach langer Zeit wieder verbinden mit dem, was in dir lebt.

Der stille Impuls deiner Seele

Es gibt Entscheidungen, die du nicht laut aussprichst. Du trägst sie in dir wie einen leisen Ton, der langsam lauter wird, bis du ihn nicht mehr überhörst. Du spürst, dass etwas in dir reifer geworden ist. Nicht durch Wissen, sondern durch Erfahrung. Du brauchst keine Garantie mehr. Du brauchst eine Ausrichtung.

Entscheidungen dieser Art entspringen nicht dem Verstand. Sie entspringen einer tieferen Erinnerung an das, was du bist. Du spürst, dass du nicht länger warten kannst, bis dich jemand erkennt. Du spürst, dass dein Weg nicht länger davon abhängt, ob andere ihn mit dir gehen. Du spürst, dass du dich wieder dir selbst zumuten darfst.

Die Kraft, die dich ruft, ist still. Sie bedrängt dich nicht. Sie wartet geduldig, bis du dich erinnerst. An deine Würde, an deinen Wert. An den Auftrag, der in deinem Körper lebt. Und dieser Moment, in dem du dich entscheidest, ist wie ein innerer Riss im alten System. Durch ihn fällt Licht. Nicht grell, aber echt. Du musst auch nicht wissen, wohin dein Weg führt. Du musst nur spüren, dass er dich wieder zu dir bringt. Dort, wo deine Stimme leiser wurde. Dort, wo du dich vergessen hast.

Einladung zur Umsetzung

1. Schreib dir einen Brief aus deiner eigenen Zukunft. Stell dir vor, du hast dich längst für den Weg der Heilung entschieden und viel erreicht. Aus dieser Sicht schreibst du an dein heutiges Ich. Als Erinnerung daran, warum du losgegangen bist.

2. Wähle ein Symbol für deine Entscheidung. Finde einen Gegenstand, der deine Entscheidung sichtbar macht. Das kann ein Stein sein, ein Band ums Handgelenk, ein kleiner Zettel in deiner Tasche. Dieses Symbol erinnert dich im Alltag daran, dass du gewählt hast, dich dir selbst zuzuwenden. Es wird zu einem stillen Anker für deine Ausrichtung.

29. Innere Bilder

Was dein Geist längst weiß

Mira sprach kaum noch. Ihre Worte waren kürzer geworden und seltener. Seit Monaten schien etwas in ihr zu sinken wie ein Stein im Wasser. Keine Diagnose, kein Unfall. Nur dieses langsame Verschwinden. Ihre Partnerin Jana spürte es zuerst an den kleinen Dingen. Am Blick, der sich abwandte. Am Lachen, das nicht mehr kam. Am Griff nach ihrer Hand, der irgendwann ausblieb.

Sie versuchte, stark zu bleiben, zu unterstützen. Nicht zu drängen. Doch die Leere im Raum wurde spürbar, auch zwischen ihnen. Eine Leere, die nicht durch Gespräche gefüllt werden wollte. Mira war da, aber auch wieder nicht.

Eines Abends, als der Regen gegen die Fenster trommelte und Jana sich endlich traute, Mira direkt anzusehen, stellte sie nur eine Frage. „Hast du einen Ort in dir, an dem du heil bist?“

Mira schwieg. Dann legte sie sich hin und schob sich langsam unter die Decke, schloss die Augen und atmete flach. Minuten vergingen.

„Ich sehe einen Pfad“, flüsterte sie irgendwann. „Moosgrün, schmal, umgeben von alten Bäumen. Und da ist Licht. Ganz warmes Licht.“ Ihre Stimme zitterte. Doch etwas in ihr vibrierte.

Jana sagte nichts. Sie legte nur ihre Hand auf Miras Brust über das pochende Herz, das leiser geworden war. Mira atmete tiefer. Ihr Körper spannte sich an, dann löste sich etwas. Tränen liefen über ihr Gesicht.

Am nächsten Tag standen sie gemeinsam am Fenster. Der Regen war weitergezogen. Der Himmel war zwar noch grau, doch in ihren Bewegungen lag eine neue Wachheit.

„Ich war da“, sagte Mira leise. „Und ich kann wieder dorthin zurück.“

Jana nickte. Sie wusste, was das bedeutete.

Heilung beginnt nicht immer mit Taten. Manchmal beginnt sie mit einem Bild und manchmal mit dem Mut, es zuzulassen.

Dein Körper spricht mit dir

Dein Körper reagiert auf Gedanken. Sie wirken direkt auf deine Physiologie und hinterlassen messbare Spuren im Körper. Alles, was du denkst, erzeugt eine messbare Reaktion. Deine Zellen empfangen ständig Signale. Diese Signale entstehen nicht nur durch biochemische Prozesse. Sie entstehen auch durch Sprache, durch Vorstellungskraft, durch innere Bilder. Dein Organismus unterscheidet nicht zwischen dem, was von außen kommt, und dem, was du dir vorstellst. Er bewertet nicht, ob etwas real ist oder nur gedacht. Für dein Nervensystem macht es keinen Unterschied, ob du eine reale Bedrohung erlebst oder sie nur mental durchspielst. Dasselbe gilt für Sicherheit, Geborgenheit und Heilung. Auch diese Zustände können durch innere Bilder aktiviert werden.

Wenn du lernst, mit dieser Fähigkeit zu arbeiten, erschließt du dir einen direkten Zugang zu deinem Körper. Du verlässt den Umweg über äußere Bedingungen und beginnst, deinen inneren Raum gezielt zu nutzen. Der Atem wird ruhiger, der Herzschlag folgt. Muskelspannung löst sich, Verdauung und Durchblutung regulieren sich. Selbst Hormonausschüttungen lassen sich durch mentale Prozesse beeinflussen. Dies ist keine esoterische Idee. Es ist ein Prinzip, das neurologisch erklärbar ist und in vielen therapeutischen Ansätzen längst genutzt wird.

Autosuggestion zum Beispiel ist eine Methode, mit der du diesen Zugang trainierst. Es geht nicht darum, dir etwas einzureden. Es geht darum, gezielte Gedanken so oft zu wiederholen, bis sie im Nervensystem ankommen. Je häufiger du einen Satz wiederholst, desto vertrauter wird er deinem System. Er wird abgespeichert, bewertet und irgendwann als Realität akzeptiert. Wenn du zum Beispiel täglich sagst: „Ich bin in Sicherheit“ oder: „Mein Körper heilt sich“, dann verändert das etwas in dir. Natürlich nicht sofort, aber durch ständige Wiederholung und Verankerung. Worte formen neuronale Bahnen. Sie schaffen Verbindungen, die deinem Körper helfen, sich zu orientieren.

Du kennst das Prinzip bereits. Wenn du dich über längere Zeit selbst kritisierst, hat das spürbare Auswirkungen. Dein Selbstbild verändert sich und dein Verhalten passt sich an. Deine Körperhaltung, dein Energielevel, deine Verdauung, dein Schlaf, all das reagiert. Dasselbe geschieht, wenn du dich ermutigst, wenn du liebevoll mit dir sprichst oder dich an eine innere Kraft erinnerst. Es ist kein Trick, es ist pure Biologie.

Ein anderes Beispiel ist Meditation. Sie kann ebenfalls ein wirkungsvoller Helfer auf deinem Weg zu mehr Gesundheit sein. Denn Meditation nutzt einen verwandten Mechanismus. Während der Atem sich verlangsamt und dein Fokus sich nach innen richtet, verändert sich deine Hirnaktivität. Wellenmuster, die mit Anspannung und Problemlösen verbunden sind, treten in den Hintergrund. Andere, die für Integration, Erinnerung und Regeneration zuständig sind, treten hervor. Der Körper nutzt diese Zustände, um sich neu auszurichten. Er holt auf, was im Zustand der Daueraktivierung zu kurz kommt. Diese physiologischen Prozesse öffnen den Raum für innere Bilder. Und genau hier beginnt auch ihre Wirkung.

Ein inneres Bild ist nicht nur eine Vorstellung, es ist auch ein komplexes Informationspaket. Wenn du dir zum Beispiel vorstellst, wie dein Blut frei fließt, wie deine Leber aufatmet oder deine Zellen Licht aufnehmen, dann erzeugt dein Gehirn dazu reale Begleitreaktionen. Temperaturveränderungen, Muskelimpulse, hormonelle Anpassungen. Je konkreter du dir etwas vorstellst, desto stärker ist der Effekt. Entscheidend ist, dass du es regelmäßig tust. Dass du dem Bild erlaubst, sich zu entfalten. Dass du dich nicht ablenken lässt, wenn Zweifel auftauchen.

Der Körper braucht Wiederholung. Genau wie ein Muskel Zeit braucht, um stärker zu werden, brauchen auch neue mentale Muster eine Phase der Stabilisierung. Anfangs fühlt es sich vielleicht ungewohnt an, vielleicht sogar künstlich. Doch mit jedem Mal, das du dich darauf einlässt, entsteht mehr Vertrautheit. Dein Körper beginnt, die neue Information zuzulassen, und mit der Zeit reagiert er darauf, als hätte er sie selbst erzeugt.

Besonders wirksam sind innere Bilder, die mit einer realen Körperwahrnehmung verknüpft sind. Angenommen, du legst während der Meditation deine Hand auf die Leber und stellst dir vor, wie sie sich regeneriert, dann verankerst du das Bild nicht nur im Kopf, sondern auch im Körper. Diese Verbindung erhöht die Wirksamkeit. Das Gleiche gilt für rhythmische Wiederholungen. Wenn du jeden Abend zur selben Zeit mit denselben Worten zu Bett gehst, entsteht eine Form innerer Routine. Dein Körper erkennt das wieder. Er beginnt, sich darauf einzustimmen.

Diese Arbeit ist still. Sie verlangt keine äußere Veränderung und es geht dabei nicht um Disziplin oder Kontrolle. Du gibst deinem Körper nur eine Richtung vor. Es ist praktisch das Gegenbild zu den ständigen Alarmreizen des Alltags. Du gibst ihm die Möglichkeit, neue Impulse zu integrieren. Impulse, die heilsam sind und die deine Regeneration unterstützen.

Innere Bilder können dabei helfen, Angst zu regulieren. Sie können Symptome mildern und deinen Fokus verschieben. Wenn du beispielsweise unter chronischer Erschöpfung leidest, kann es heilsam sein, dir regelmäßig vorzustellen, wie Energie durch deinen Körper fließt. Auch wenn du sie im Außen noch nicht spürst, beginnt dein System, sich darauf auszurichten. Du kannst diesen Impuls verstärken, indem du ihn mit Atem oder Bewegung kombinierst. Ein langsamer, bewusster Atemzug, während du dir vorstellst, wie deine Lungen sich mit Lebenskraft füllen, ist weit mehr als eine symbolische Geste.

Diese Prozesse sind trainierbar. Je öfter du sie nutzt, desto leichter gelingt der Zugang. Dabei verändert sich dein Gehirn. Neue Verknüpfungen entstehen und alte Muster verlieren an Kraft. Dein inneres aufgebautes Bild wird zu einem inneren Zustand. Und dieser Zustand wirkt sich auf deine Hormone, deine Immunzellen, deine Verdauung, deine Muskulatur aus. Alles, was du innerlich erzeugst, kann äußerlich Spuren hinterlassen. Auch in deinem Heilungsverlauf.

Innere Bilder und Autosuggestion ersetzen keine Ernährung und auch keine Bewegung und keine Entgiftung. Doch sie können diese Prozesse begleiten und das Fundament deiner Veränderung festigen. In einer Welt, in der du täglich mit widersprüchlichen Informationen über Gesundheit konfrontiert bist, schaffen sie eine Form innerer Orientierung.

Was du in dir trägst, ist kein statischer Zustand. Dein Nervensystem, dein Hormonhaushalt, dein Immunsystem, sie alle reagieren auf dein Denken. Und je bewusster du diese Reaktionen steuerst, desto mehr Einfluss hast du auf deinen Zustand. Innere Bilder sind ein Werkzeug. Einfach und tiefgreifend. Wenn du sie regelmäßig nutzt, können sie Teil deiner Heilung werden. Kein Ersatz, aber eine Ergänzung. Als innerer Impuls, der deine Zellen erreicht.

Der stille Impuls deiner Seele

Du trägst mehr in dir, als du erinnerst. Deine Zellen kennen Wege, die dein Verstand längst vergessen hat. In dir lebt ein Ort, den du nicht erklären musst. Du erreichst ihn nicht durch Leistung. Du erreichst ihn durch Hinwendung.

Dieser Ort antwortet nicht auf Zweifel. Er öffnet sich, wenn du beginnst, innerlich still zu werden. Wenn du aufhörst, zu kontrollieren. Wenn du aufhörst, zu kämpfen. Wenn du atmest, wenn du fühlst.

Ein inneres Bild ist mehr als eine Vorstellung. Es ist Erinnerung, Information. Es ist heilendes Licht. Und du bist der Kanal, durch den es wirken darf. Du brauchst keine besondere Gabe. Du brauchst nur die Bereitschaft, dir selbst zu begegnen.

Wenn du ein Bild findest, das dich wärmt, dann halte es. Lass es in dir wohnen. Lass es wirken. Wieder und wieder. So entsteht ein neuer innerer Zustand. Einer, der heilt.

Dein Körper reagiert auf Wahrheit, nicht auf Beweise oder auf Kontrolle. Und deine Wahrheit beginnt dort, wo du dir erlaubst, innerlich zu sehen.

Einladung zur Umsetzung

1. Formuliere eine Autosuggestion in deiner Sprache. Zum Beispiel: „Mein Körper heilt in seinem eigenen Tempo." Oder: „Ich bin sicher in mir." Achte darauf, dass der Satz positiv, gegenwartsbezogen und glaubwürdig für dich ist.
2. Setz dich aufrecht hin oder leg dich bequem hin. Wichtig ist, dass du für einige Minuten ungestört bist. Kein Handy, kein Gespräch, kein Tun.
3. Schließ deine Augen und richte deine Aufmerksamkeit auf den Atem. Lass ihn langsam kommen und gehen, ohne ihn zu beeinflussen. Spüre, wie dein Körper sich mit jeder Ausatmung etwas mehr entspannt.
4. Wiederhole deine Autosuggestion leise in Gedanken. Immer wieder. Du brauchst nichts zu erreichen. Es genügt, dass dein System die Worte hört. Dein Nervensystem reagiert selbst dann, wenn du es nicht spürst.
5. Öffne nach einigen Minuten die Augen, bleib aber noch kurz sitzen. Vielleicht möchtest du deine Gedanken oder Gefühle aufschreiben. Vielleicht auch nur den Satz. Halte fest, was dir begegnet ist. Das macht es real.

30. Heimkehr zu dir selbst

Was dein Geist längst weiß

Sie hatte lange versucht, alles zusammenzuhalten. Die Tochter zu sein, die niemandem zur Last fällt. Die immer Verständnis zeigt und die schweigt, obwohl es in ihr schreit.

Der Vater war ein erfolgreicher Mann. Ein Unternehmer, der stolz auf das war, was er sich aufgebaut hatte. Nach der Trennung hatte er sich eine neue Familie geschaffen. Eine neue Frau, neue Kinder, ein neues Leben. Für die Tochter blieb nur ein Platz am Rand. Sichtbar, wenn es nützlich war. Unsichtbar, wenn es unbequem wurde. Jetzt, da das Unternehmen in sich zusammengefallen war, stand er plötzlich wieder vor ihr. Nicht mit Fragen nach ihr. Mit Forderungen – er brauchte Geld. Und er erwartete, dass sie es ihm geben würde. Ohne Erklärung, ohne Gespräch, ohne jede Beziehung.

Die Mutter hatte nie vergeben. Nicht ihm, nicht den Männern, nicht dem Leben. Die Trennung war über zwei Jahrzehnte her, doch in ihrer Stimme lebte sie fort. Wie ein Gift, das sich in jedes Gespräch schlich. Es gab kein Zuhören, keine Wärme, nur Anklage. Jeder Satz ein Spiegel ihrer Enttäuschung. Sie sprach mit ihr wie mit einer Schuldigen. Als hätte ihre Tochter ihr etwas genommen. Dabei hatte sie nur versucht zu leben.

Lange hatte sie geglaubt, sie müsse beide verstehen. Die Wunden der Mutter und den Druck des Vaters. Die Brüche, die nicht ihre waren. Sie hatte vermittelt, erklärt, gehofft. Und dabei sich selbst immer weiter verloren. Als sie selbst Mutter wurde, begann sich etwas zu verschieben. Sie sah, was Fürsorge bedeutet. Was Schutz heißt. Was es heißt, jemanden wirklich zu sehen. Und sie begriff, wie wenig sie davon selbst erfahren hatte.

Die Entscheidung reifte nicht über Nacht. Sie wuchs aus Jahren des Schmerzes. Aus Momenten, in denen sie wieder klein wurde. Aus Gesprächen, die keine waren. Aus der Erkenntnis, dass Liebe ohne Achtung nicht heilt. Und dass Verständnis nur dann gesund ist, wenn es sich nicht gegen das eigene Herz richtet.

An diesem Morgen war der Himmel grau. Doch in ihr wurde es hell. Sie stand lange am Fenster, die Hände offen, der Blick weit.

Es war kein Abschied aus Trotz, es war eine Rückkehr zu sich. Sie hatte genug getragen, genug geschwiegen, genug gehofft.

Jetzt war Schluss. Sie zerriss nicht das Band aus Hass. Sie ließ los, was sie nie genährt hatte. Kein Schuldgefühl blieb zurück. Keine Wut. Nur die Gewissheit, dass sie nicht länger das Echo fremder Geschichten leben würde.

Sie war nicht mehr das Kind zwischen den Fronten. Sie war eine Frau, eine Mutter, eine Seele auf ihrem Weg. Und dieser Weg führte nicht mehr zurück. Er führte heim. Zu ihr selbst. Mit jedem Schritt, den sie nun ging, fiel das Alte ab. Sie war frei. Und nichts in ihr wollte je wieder zurück.

Dein Körper spricht mit dir

Du hast dich auf einen Weg begeben, der kein Konzept verfolgt und kein starres Programm. Es ist ein Weg, der dich zu dir führt. Durch eine bewusste Entscheidung für dich selbst. Diese Reise beginnt an keinem bestimmten Ort und endet an keinem definierten Ziel. Sie entfaltet sich in dem, was du täglich tust, was du fühlst und was du wählst. Auch darin, wie du mit deinem Körper umgehst, wie du Nahrung erlebst und wie du deinen Tag gestaltest. Genau darin liegt ihre Kraft.

Wenn du zurückblickst auf die letzten dreißig Tage, erkennst du mehr als Informationen. Vielleicht erkennst du sogar Zusammenhänge. Du erkennst, was dir guttut, was dich schwächt, was dich nährt, was dich erschöpft. Dieses Wissen ist tief in dir verankert. Du hast es jetzt wieder aktiviert. Mit jedem deiner Schritte und mit jeder

Erfahrung hat sich etwas in dir verändert. In dieser Hinwendung zu dir entsteht etwas, das über Ernährung hinausgeht. Es wächst eine neue Form von Selbstkontakt.

Gesundheit ist keine Vorgabe, die du erfüllen musst. Sie ist kein Zustand, den du erreichst und dann behältst. Gesundheit ist ein lebendiger Ausdruck von Beziehung. Es ist eine Beziehung zu deinem eigenen Organismus. Und diese Beziehung lässt sich gestalten. Sie entsteht genau dort, wo du aufhörst, dich zu übergehen, und beginnst, zuzuhören.

In deinem Inneren liegt ein Wissen, das kein Buch und kein Experte ersetzen kann. Es entfaltet sich nur durch Verbindung. Wenn du spürst, dass dein Körper erschöpft ist, nimmst du ihn ernst. Wenn du spürst, dass du mehr Ruhe brauchst, gibst du sie dir. Wenn du spürst, dass dich bestimmte Lebensmittel stärken, wählst du sie bewusst. Aus dieser Haltung wächst dann eine Wirkung, die tief reicht.

Die Heimkehr zu dir selbst beginnt mit einer Entscheidung. Die Entscheidung, dich selbst zu achten und deinem Körper zuzuhören. Aber auch deine Bedürfnisse ernst zu nehmen, auch wenn sie nicht in das Bild passen, das andere von dir erwarten. Diese Art von Selbstverbindung ist gelebte Fürsorge.

Es geht darum, eine Richtung zu wählen. Du hast in den letzten Wochen Werkzeuge kennengelernt, die dir helfen können. Du hast verstanden, welche Rolle die Leber spielt, wie entscheidend dein Umgang mit Stress ist, wie sehr dein Schlaf über deine Regeneration entscheidet. Du hast dich mit deinen Gewohnheiten beschäftigt, mit deinen Gedanken, mit deinen Entscheidungen. Und du hast erfahren, dass dein Körper dir Rückmeldung gibt. Er zeigt dir, was ihm guttut, und er zeigt dir, was ihn belastet.

Diese Rückmeldungen sind sehr wichtige Hinweise. Wenn du sie ernst nimmst, entsteht eine Form von Kommunikation, die dich leiten kann. Du brauchst dafür keine Regeln. Was du brauchst, ist Geduld. Und zusätzlich die Bereitschaft, Verantwortung für dich zu übernehmen. Als Ausdruck von Reife.

Die Heimkehr zu dir selbst bedeutet hauptsächlich, dass du aufhörst, gegen dich zu arbeiten. Dass du dich nicht mehr ignorierst und dich vor allem als wertvoll betrachtest. Einfach, weil du da bist. Diese Haltung verändert, wie du mit dir umgehst. Sie verändert, wie du dich ernährst, wie du dich bewegst, wie du schläfst, wie du sprichst.

Du wirst Phasen erleben, in denen alte Muster wieder auftauchen, und du wirst Tage erleben, an denen du zweifelst. Genau in diesen Zeiten zeigt sich, ob du verstanden hast, worum es geht. Es geht darum, wie du mit dir umgehst, wenn es schwierig wird. Ob du stehen bleibst oder dich verurteilst. Oder ob du weitergehst mit Achtsamkeit und Respekt für deinen Weg.

Dein Körper wird dich dabei unterstützen, ohne dass du Druck ausüben musst. Das Einzige, was er dafür braucht, ist deine Präsenz. Wenn du isst, wenn du atmest, wenn du dich bewegst, wenn du schläfst. All das sind Gelegenheiten, um dich zu spüren. Um Verbindung herzustellen. Und um wieder in eine Beziehung zu dir zu finden, die dich trägt.

Diese Reise endet nicht mit dem letzten Kapitel. Hier beginnt sie erst. Jetzt, wo du lesen kannst, was du leben willst. Jetzt, wo du genug Wissen hast, um aus dir heraus zu handeln. Jetzt, wo du verstehst, was du brauchst. Dieses Wissen ist tragfähig und es bleibt bestehen, auch bei Zweifel. Du hast erfahren, dass Gesundheit kein Ziel ist. Sie ist eine Richtung, und diese hast du nun gewählt.

Wenn du zurück zu dir findest, verändert sich dein Blick. Du siehst deinen Körper dann als Partner, als Verbündeten auf deiner Reise. Je mehr du ihn unterstützt, desto stärker wird diese Verbindung. Mit einem Mal wirst du wach für seine Signale und aufmerksam für seine Sprache. Du nimmst dann sein Tempo an und bleibst dabei verlässlich an seiner Seite.

Dafür brauchst du keine neue Herangehensweise. Alles was du brauchst, ist die Bereitschaft, jeden Tag mit dir in Kontakt zu treten. Als echte Beziehung. Und diese Voraussetzung hast du längst in dir.

Deine Reise beginnt. Du gehst sie mit jedem Glas Wasser und mit jedem Bissen. Auch mit jeder Entscheidung, die dich stärkt. Du gehst sie aus Überzeugung, das weiß ich. Aber vor allem aus dem Wunsch, wirklich zu leben.

Der stille Impuls deiner Seele

Manche Entscheidungen tragen eine stille Heiligkeit in sich. Sie entstehen nicht aus Trotz oder aus Wut. Sie entstehen aus dem tiefen Wunsch nach Wahrhaftigkeit. Wenn du dich löst von dem, was dich schwächt, ehrst du nicht nur dich selbst. Du ehrst auch die Möglichkeit, neu zu beginnen. Es ist ein Akt der Liebe, sich selbst wieder zuzuwenden. Und manchmal bedeutet das, sich von Menschen zu lösen, die diese Liebe nie gespiegelt haben.

Heimkehr geschieht nicht im Außen. Sie beginnt dann, wenn du innerlich bei dir ankommst. Indem du spürst, was zu dir gehört und was du nicht länger tragen willst. Indem du anerkennst, wie sehr du dich bemüht hast, und beginnst, dich davon zu befreien. Dein Körper erinnert sich. An jede Enttäuschung. An jedes Übergehen. Und auch an jede deiner leisen Entscheidungen, dich wieder zu spüren.

Du darfst den Raum wieder betreten, den du selbst für dich geschaffen hast. Dort, wo dein Ja zählt. Dort, wo dein Nein Gewicht hat. Dort, wo du aufhörst, dich zu erklären. Weil du endlich verstanden hast, dass dein Wert nicht verhandelbar ist.

Du musst niemandem beweisen, dass du richtig fühlst. Du musst niemandem nachreichen, was du nie bekommen hast. Du bist nicht verantwortlich für den Schmerz anderer, wenn er sich immer wieder an dir entlädt.

Du bist hier, um deine Wahrheit zu leben. Nicht um in fremden Geschichten verloren zu gehen.

Einladung zum Nachdenken

Du hast dreißig Kapitel gelesen. Dreißig Tage mit deinem Körper, deinem Denken, deiner Ernährung, deiner Entscheidung. Vielleicht hast du manches verändert. Vielleicht hast du anderes nur beobachtet. Vielleicht hast du dich an Punkte erinnert, die lange verborgen lagen.

Dieser Augenblick verlangt keinen Applaus. Er ist kein Ziel und kein Beweis. Er ist eine Haltestelle. Hier darfst du stehenbleiben und nach innen hören. Was hat sich bewegt, was hat sich gezeigt, was hat sich in dir verändert.

Heilung entsteht nicht durch Information allein. Sie entsteht durch Beziehung. Zu deinem Körper, zu deinem Alltag, zu deiner Verantwortung. Und zu der Art, wie du Entscheidungen triffst. Dieses Buch kann dir keine fertige Lösung bieten. Es kann dir auch keinen Zustand versprechen. Aber es kann dir einen anderen Blick ermöglichen.

Vielleicht spürst du, dass du nicht mehr dieselben Fragen stellst. Vielleicht sind deine Maßstäbe andere geworden. Vielleicht hat sich dein Maß an Geduld verschoben. Oder dein Anspruch an Gesundheit.

Dieser Abschnitt ist keine Anleitung. Es ist ein Vorschlag, innezuhalten. Nicht um dich zu prüfen. Auch nicht, um Bilanz zu ziehen. Es geht darum, das Gelesene sacken zu lassen. Aber ohne Bewertung und ohne Erwartung.

Du hast gelesen, was Ernährung bewirken kann. Du hast verstanden, wie stark die Leber an allen Heilungsprozessen beteiligt ist. Du hast erfahren, wie Gedanken, Routinen, Entscheidungen und Belastungen aufeinander wirken. Du hast gesehen, dass dein Körper nicht gegen dich arbeitet. Und dass Symptome oft ein Zeichen von Regulation sind. Dieser Blick bleibt. Auch wenn der letzte Satz gelesen ist. Auch wenn du morgen wieder mit alten Themen konfrontiert wirst. Auch wenn dein Alltag herausfordernd bleibt.

Du musst nichts leisten. Du musst dich nicht beweisen. Du darfst einfach bei dir bleiben. Das ist die Essenz dieses Weges.

Wenn du in ein paar Wochen zurückblätterst, wirst du erkennen, dass sich etwas in dir verändert hat. Vielleicht nur ein kleiner Gedanke. Vielleicht ein ganz neues Körpergefühl. Vielleicht auch die Gewissheit, dass du nicht mehr abhängig bist von äußeren Bewertungen. Du hast begonnen, Verantwortung zu übernehmen. Du hast begonnen, deine Gesundheit nicht mehr auszulagern. Du hast begonnen, dich ernst zu nehmen – das bleibt. Und es trägt dich weiter. Für immer.

Nachwort

Du hast dieses Buch bis zum letzten Kapitel gelesen. Dafür möchte ich dir von Herzen danken.

Du hast dir Zeit genommen und du hast dich geöffnet. Du hast Gedanken zugelassen – vielleicht auch Zweifel, Erinnerungen, Hoffnung, vielleicht sogar Tränen. Und genau das macht dich stark.

Dieses Buch war nicht dafür gedacht, dir Regeln vorzugeben oder einen idealen Plan zu liefern. Es sollte dich erinnern. Daran, wie tief dein Körper mit dir verbunden ist. Daran, wie sehr er dich liebt. Und daran, dass er niemals gegen dich arbeitet. Auch dann nicht, wenn du dich schwach fühlst. Auch dann nicht, wenn Symptome laut werden oder der Weg beschwerlich scheint. Dein Körper trägt dich, er hört dich und er antwortet jeden Tag.

Ich glaube an dich. Weil ich weiß, dass du in dir die Fähigkeit trägst, deinen eigenen Weg zu finden – auf deine Weise und in deinem Tempo. Du musst nichts sein, was du nicht bist. Du darfst du selbst sein mit allem, was dich ausmacht. Mit deiner Geschichte und mit deiner Kraft.

Vielleicht hast du beim Lesen gespürt, dass Heilung kein Ziel ist. Es ist eine Richtung, wie ein Fluss, in dem du dich bewegst. Du entscheidest, wie du gehst, in welcher Geschwindigkeit. Und ich verspreche dir, dein Körper geht diesen Weg mit dir. Er lässt dich nicht zurück. Niemals.

Manchmal braucht es Mut, neue Wege zu betreten. Und manchmal braucht es nur einen einzigen Satz, der dich daran erinnert, dass du nicht allein bist. Ich bin stolz auf dich. Auf jeden Einzelnen, der dieses Buch gelesen hat. Es geht nicht um das Lesen allein. Es geht darum, dass du bereit warst, dir selbst zu begegnen.

Ich wünsche dir, dass du nie vergisst, was in dir lebt. Dass du deinem Körper mit Vertrauen begegnest. Und dass du dich immer wieder daran erinnerst, dass Gesundheit möglich ist. In jedem Alter und zu jeder Zeit.

Wenn du mich brauchst, bin ich da. Vielleicht nicht mit einer fertigen Antwort, aber mit einem offenen Ohr. Mit Mitgefühl und echtem Interesse an deinem Weg.

Du musst diesen Weg nicht allein gehen. Und auch wenn du dich manchmal verloren fühlst: In dir ist etwas, das dich immer wieder zurückruft. Zurück zu dir.

Danke, dass ich dich begleiten durfte.

Zusatzmaterial

Checkliste – Einladung zur Umsetzung

1. Dein Reset startet

- ☐ Notizbuch oder eine App zulegen.
- ☐ Täglich notieren, was du isst und trinkst und wie du dich dabei fühlst.
- ☐ Erkenntnis daraus für den nächsten Tag.

2. Der magische Morgen

- ☐ Morgens 500 ml Zitronenwasser und trinken auf nüchternen Magen.
- ☐ Nur der Saft aus einer Bio-Zitrone. Keine Flaschen-Säfte, kein Plastik.

3. Die Wahrheit über Flüssigkeit

- ☐ Täglich eine Karaffe mit stillem Wasser. Zusätzlich Gurkenscheiben, frische Minze, Beeren, Zitrone oder Orange hinzu.
- ☐ Trinke über den Tag verteilt einen Liter und mehr.

4. Zucker und seine verborgene Wirkung

- ☐ Wähle täglich frisches, reifes, naturbelassenes Bio-Obst.
- ☐ Meide industriell verarbeiteten Zucker.

5. Die unsichtbare Fettfalle

- ☐ Beobachte deinen täglichen Fettkonsum.
- ☐ Starte den Tag fettfrei.
- ☐ Reduziere bewusst pflanzliche Öle, Avocado, Nussmus, Samen usw.
- ☐ Wähle mittags und abends öfter fettarme Alternativen: Gemüse, Kartoffeln, Salat ohne Öl mit fettfreiem Dressing.

6. Der stille Entzündungsbrand

- ☐ 7 Tage konsequent auf Milchprodukte (Milch, Käse, Joghurt, Sahne) verzichten.
- ☐ Streiche industriellen Zucker, Hefeextrakte und Fertigprodukte.
- ☐ Integriere täglich Wildheidelbeeren, Gurken, Blattgrün oder naturbelassenen Honig.

7. Was deine Gelüste dir sagen

- ☐ Gelüste beobachten: Wann treten sie auf, was wünschst du dir, wie hast du dich vorher gefühlt?
- ☐ Bewerte dein Bedürfnis nicht.
- ☐ Nimm wahr, wie sich dein Verlangen verändert.

8. Die größten Ernährungsmythen

- ☐ Starte morgens mit einem Teller Obst, einem Obst-Smoothie oder einem gedämpften Gemüsegericht.
- ☐ Lass Kalorien, Pläne und Konzepte für einen Moment los und beobachte einfach.

9. Die wahre Ursache von Krankheit

- ☐ Eigene Symptome bewusst und ohne Bewertung anschauen.
- ☐ Gezielt Lebensmittel wählen, die Entgiftung unterstützen: zum Beispiel frischer Koriander, rote Äpfel oder Wassermelone.

10. Die leisen Feinde

- ☐ Streiche pro Woche ein Nahrungsmittel, das dir nicht guttut.
- ☐ Gib deinem Körper Zeit.

11. Heilende Lebensmittel

- ☐ Wähle jeden Tag mindestens zwei naturbelassene Lebensmittel: gedämpfte Kartoffeln, reife Banane, frische Gurke, gedämpfter Blumenkohl usw.
- ☐ Verzichte auf Zusätze und bereite eine Mahlzeit pro Tag aus reiner Nahrung zu.

12. Nahrungsergänzungsmittel

- ☐ Welche Nahrungsergänzungsmittel hast du gekauft und warum? Notiere den ursprünglichen Impuls: Angst, Hoffnung, Vertrauen oder Werbung?
- ☐ Mach den Test. Nimm ein Präparat in die eine Hand, die andere Hand aufs Herz oder den Bauch, Augen schließen – fühlt es sich stimmig an oder erzeugt es Druck?
- ☐ Trenne dich bewusst von einem Produkt, das sich innerlich nicht mehr richtig anfühlt.
- ☐ Führe ein kleines Notizbuch: Wie geht es mir morgens, wie nach der Einnahme? Verändern sich Verdauung, Energie oder Stimmung?

13. Unglückliche Kombinationen

- ☐ Wähle heute eine Mahlzeit mit nur einer Hauptkomponente: nur gedämpfte Kartoffeln mit Kräutern oder eine große Portion Obst (z. B. Bananen oder Mango) oder gedünstetes Gemüse mit etwas Reis.
- ☐ Spüre, wie dein Körper darauf reagiert – mit mehr Energie und weniger Müdigkeit.

14. Entgiften und Loslassen

- ☐ Morgenritual: 500 ml Zitronenwasser auf nüchternen Magen.
- ☐ Sieben Tage fettärmer: ohne Öle, Nüsse, Avocado, Milch, Fleisch und Eier – setze auf Gemüse, Obst, Kartoffeln, gedämpften Kürbis und Blattgrün.
- ☐ Wähle täglich leberfreundliche Helfer, zum Beispiel Brokkoli, Heidelbeeren, Papaya, Gurken, Spargel, Trauben, gedämpfte Kartoffeln usw.
- ☐ Iss spätestens drei Stunden vor dem Schlafen leicht und fettfrei. Eine Stunde vor dem Zubettgehen Bildschirmreize aus.

15. Die Kraft der Sonne und frischen Luft

- ☐ Täglich 10–15 Minuten Tageslicht ohne Sonnenbrille oder Filter.
- ☐ Iss bewusst „Sonnen-Nahrung“: Beeren, grünes Blattgemüse, Obst, Wildkräuter.
- ☐ Drei Minuten tiefer Atem an frischer Luft: Fenster auf, Parkbank, Balkon.
- ☐ Direkt nach dem Aufwachen fünf Minuten Tageslicht – kein Handy. Das stellt deine innere Uhr.
- ☐ Tausche einen Bildschirmmoment gegen echten Kontakt: barfuß, Bäume, Erde.

16. Stress und deine Mitte

- ☐ Zwei Minuten Atem mit längerem Ausatmen. Vor dem Schlafen Hände auf den Bauch: Einatmen bis vier, Ausatmen bis sechs.
- ☐ Wähle heute eine Sache, auf die du verzichten darfst – ein Nein aus Fürsorge.
- ☐ Trinke Wasser langsam mit geschlossenen Augen und spüre, wie jede Zelle aufatmet.
- ☐ Wenn Stress steigt, halte sofort inne.

17. Schlaf und deine nächtliche Heilungsreise

- ☐ Schlafraum vorbereiten: lüften, aufräumen, Licht dimmen, Elektronik verbannen.
- ☐ Warmes Einschlafelixier: Wasser mit Honig, etwas Zitrone, vielleicht Melisse.
- ☐ Eine Hand aufs Herz, eine auf den Bauch. Atme tief und flüstere: Ich bin sicher. Ich darf ruhen.
- ☐ Kleine Glukosegabe am Abend: Mango, zwei Datteln oder eine Süßkartoffel.
- ☐ Spätestens eine Stunde vor dem Schlafen alles Digitale aus.

18. Bewegung und die sanfte Aktivierung deiner Lebenskraft

- ☐ Strecke dich morgens im Bett oder drehe deinen Oberkörper.
- ☐ Setze dich aufrecht hin und rolle deine Schultern nach hinten; Arme mit dem Atem heben und senken.
- ☐ Lege deine Hände auf Herz und Bauch und frage dich: Was fühlt sich heute nach Leben an?
- ☐ Finde deinen inneren Rhythmus: Musik an, Augen schließen, Gewicht spüren.
- ☐ Erde dich: barfuß auf Gras, Holz oder Stein.

19. Achtsamkeit beim Essen

- ☐ Bereite mindestens eine Mahlzeit am Tag bewusst zu.
- ☐ Schaffe einen ruhigen Ort und lege dabei das Handy weg, Ablenkung aus.
- ☐ Kauen, schmecken, spüren – ende, wenn Sättigung da ist. Ein leiser Dank am Ende.

20. Digital Detox

- ☐ Starte morgens ohne Bildschirm. Gib deinem Körper zuerst Atem, Wasser und Licht.
- ☐ Plane kurze Pausen, die dich zu dir zurückführen: fünf Minuten mit geschlossenen Augen, ein Atemzug, der nicht unterbrochen wird.
- ☐ Abends Handy beiseite, bevor Müdigkeit kommt. Buch/Musik oder einfach sitzen. Benachrichtigungen aus, denn du bestimmst, wann du erreichbar bist.
- ☐ Sorge für technikfreie Räume: Esstisch, Bett, Weg durch den Wald.
- ☐ Wähle zusätzlich einen bildschirmfreien Tag pro Woche. Geh raus, verbinde dich mit Erde, Wind und Stille.

21. Dankbarkeit

- ☐ Beginne jeden Morgen mit einem bewussten Satz. Sprich ihn laut oder in dir: „Ich danke dem Leben, dass ich atmen darf." Lege dabei eine Hand auf dein Herz.
- ☐ Schreibe jeden Abend drei Dinge auf, für die du heute dankbar bist.
- ☐ Bedanke dich vor jeder Mahlzeit, leise oder laut.

22. Was dein Körper wirklich braucht

- ☐ Nimm dir ein Lebensmittel und lies auf der Verpackung alle Inhaltsstoffe laut vor. Beobachte, wie dein Körper innerlich reagiert.
- ☐ Wähle heute gezielt eine Farbe aus der Natur – tiefes Grün eines Salatblattes oder leuchtendes Rot einer Himbeere – und iss bewusst ein Lebensmittel in dieser Farbe.
- ☐ Sortiere einen Gegenstand in deiner Küche aus, der dich beim Kochen oder Essen jedes Mal stresst (altes Plastikbesteck, kaputtes Messer, ungeliebte Schüssel).

23. Energie bewahren

- ☐ Erschaffe täglich einen kleinen Schutzraum. Ein Moment, der dir gehört – am Morgen vor dem Kontakt mit der Welt oder am Abend nach dem Lärm des Tages.
- ☐ Wähle eine Sache, die du ab sofort weglässt, weil sie dich überfordert. Zum Beispiel Nachrichten-Scrollen, Pflichtgespräch, gleichzeitiges Essen und Arbeiten. Und wähle eine Sache, die du wieder integrierst, weil sie nährt (z. B. Spaziergang ohne Ziel, Gespräch in Stille, einfaches Frühstück am offenen Fenster).
- ☐ Beobachte heute aufmerksam, wann dein Körper in Stress gerät. Halte kurz inne und frage: „Was würde mir jetzt guttun?" Schreib die Antwort auf.

24. Heilsame Routinen

- ☐ Finde eine kleine Handlung, die du ab heute täglich wiederholen möchtest. Zum Beispiel ein kurzer Spaziergang vor der Arbeit, ein Glas Wasser immer um 10 Uhr, drei Minuten Innehalten nach dem Mittagessen.
- ☐ Verknüpfe die neue Routine mit einem inneren Satz: „Ich tue das für mich" oder „Das ist mein Anker."
- ☐ Wiederhole diesen Schritt täglich. Wenn du aussetzt, beginne einfach wieder.

25. Wie du Rückschläge in Stärke verwandelst

- ☐ Als Abendritual frag dich: Was hat mir heute Kraft gegeben? Was hat mich erschöpft? Wo bin ich über meine Grenze gegangen?
- ☐ Schreibe einen Satz auf, der dich immer daran erinnert, dass Symptome kein Versagen sind: „Ich bin in einem Prozess, und mein Körper arbeitet für mich." Hänge ihn sichtbar auf.

- ☐ Achte auf deine inneren Sätze in schwierigen Phasen. Ersetze Kritik durch Mitgefühl. Wenn du spürst, dass du hart wirst, lege eine Hand auf dein Herz und sag dir: „Ich darf weich bleiben, auch wenn es gerade schwer ist."

26. Dein inneres Kind und deine Heilreise

- ☐ Wenn du dich erschöpft fühlst, frage dich: „Was würde ich jetzt einem Kind raten, das ich liebe?" Handle dann so – leg dich hin, iss etwas Nährendes, sprich sanft mit dir.
- ☐ Achte in schweren Phasen auf deine inneren Sätze. Sag dir: „Ich bin da. Und das reicht." Wiederhole es bei Bedarf.
- ☐ Bereite dir eine Mahlzeit mit Sorgfalt zu. Ohne Ablenkung. Setz dich hin, iss langsam, ganz bei dir.

27. Heilung ist kein Sprint

- ☐ Schreibe dir jeden Abend einen Fortschritt auf, auch wenn er noch so klein ist.
- ☐ Frag dich heute und dann immer alle vier Wochen: „Wie fühle ich mich heute?" Führe Buch, trage den Wert ein und skizziere den Verlauf.

28. Die Kraft der Entscheidung

- ☐ Schreib dir einen Brief aus deiner Zukunft: Du hast dich entschieden und viel erreicht. Aus dieser Sicht schreibst du an dein heutiges Ich.
- ☐ Wähle ein Symbol für deine Entscheidung (Stein, Band ums Handgelenk, kleiner Zettel). Es erinnert im Alltag daran, dass du dich dir selbst zuwendest.

29. Innere Bilder

- ☐ Formuliere eine Autosuggestion in deiner Sprache: „Mein Körper heilt in seinem Tempo" oder „Ich bin sicher in mir."

- ☐ Sitze oder liege ungestört. Augen schließen, Atem spüren – langsamer werden.
- ☐ Wiederhole die Autosuggestion leise in Gedanken, immer wieder.
- ☐ Öffne die Augen und schreibe kurz deine Gedanken oder Gefühle auf.

Dein persönliches Symptom-Gesundheits-Quiz

Zum ersten Mal bekommst du nicht nur ein Buch in die Hand, sondern auch ein Werkzeug, das dir wie ein Spiegel dient. Dieses Symptom-Gesundheits-Quiz ist mehr als ein Extra. Er ist das Ergebnis aus jahrzehntelanger Praxiserfahrung, echter Teamarbeit und den Geschichten vieler Menschen, die den gleichen Weg gegangen sind wie du.

Mit wenigen Fragen erhältst du einen klaren Blick auf deine Symptome. Du erkennst Zusammenhänge, die dir bisher verborgen geblieben sind, und findest den Punkt, an dem du mit deiner Heilung beginnen kannst.

Der Check ist dein Frühwarnsystem. Er macht nicht nur sichtbar, was in deinem Körper geschieht, sondern zeigt dir auch, wo du ansetzen darfst. Er hilft dir, deine Prioritäten klar zu ordnen und den ersten Schritt zu erkennen, der für dich jetzt wirklich zählt.

quiz.lebergott.com

Gemeinsam zurück zur Gesundheit

Ich bin Marcel. Mein Weg begann aus dem Wunsch heraus zu verstehen, warum so viele Menschen mit ihren Symptomen allein gelassen werden. Daraus ist eine Arbeit entstanden, die Wissen und Erfahrung vereint und dir zeigt, wie echte Heilung möglich wird. Mein Anliegen ist es, dir Orientierung zu geben und dich zu unterstützen, deine Gesundheit Schritt für Schritt zurückzugewinnen. Wenn du mehr entdecken möchtest, findest du auf meiner Webseite und auf Instagram Inspiration, praktische Hilfen und Einblicke in meinen Alltag.

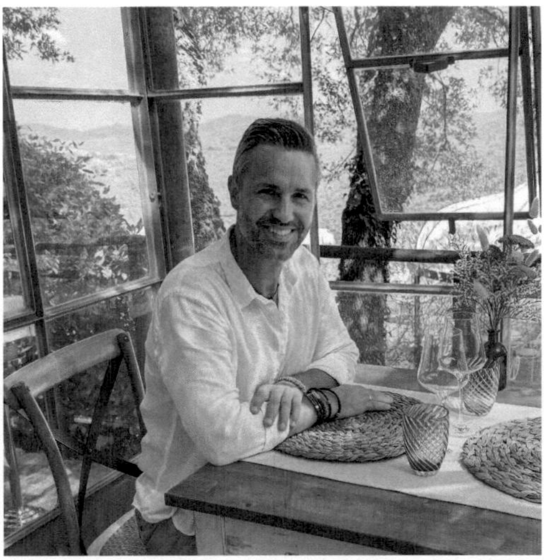

www.lebergott.com
info@lebergott.com
https://www.instagram.com/lebergott_/
https://www.youtube.com/@Lebergott-MarcelLukask
tiktok.com/@lebergott

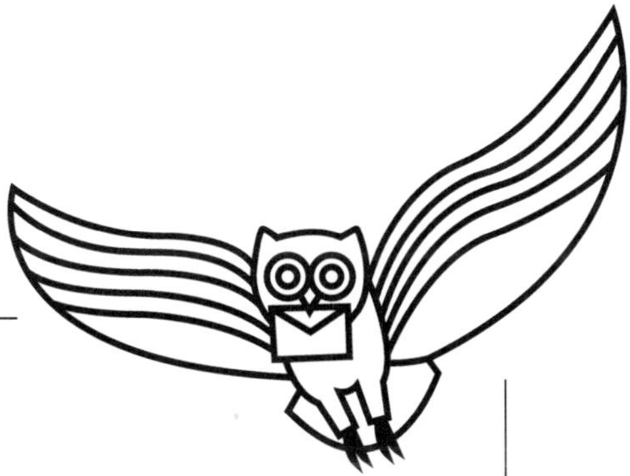

Liebe Leserin, lieber Leser,

hat Ihnen dieses Buch gefallen?
Ihr Feedback, Ihre Anregungen und Ihre Kritik bedeuten uns viel, denn sie helfen uns, unsere Bücher kontinuierlich zu verbessern.

Die Meinung und Zufriedenheit unserer geschätzten Leserinnen und Leser stehen im Mittelpunkt unseres Schaffens. Ihre Gedanken sind uns wichtig.

Zögern Sie daher nicht, uns zu kontaktieren und Ihre Gedanken mit uns zu teilen. Senden Sie uns einfach eine E-Mail an:
feedback@eulogiaverlag.de

Besuchen Sie auch gern unsere Verlagsseite und entdecken Sie weitere spannende Bücher unter:
www.eulogiaverlag.de

Wir sind gespannt auf Ihre Nachricht und freuen uns darauf, von Ihnen zu hören!

Herzlichst
Ihr **Eulogia Verlag**

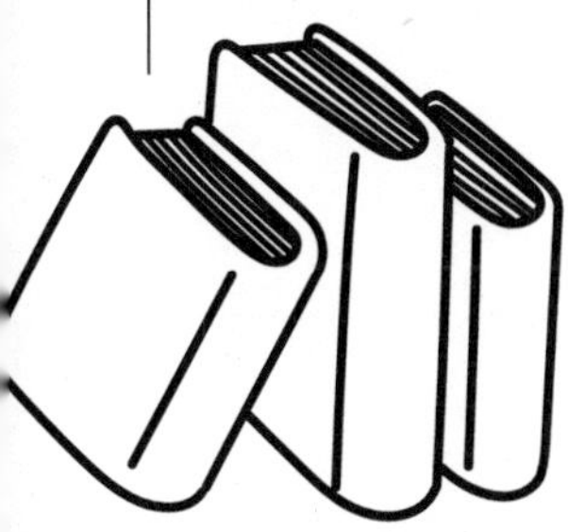